New Wun Ching Developmental Publishing Co., Ltd.
New Age · New Choice · The Best Selected Educational Publications — NEW WCDP

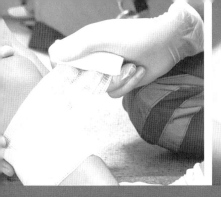
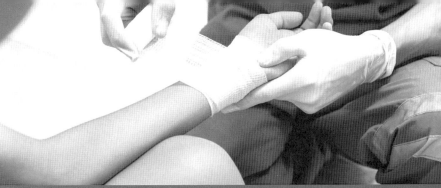

醫療急救
Medical First Aid

商茗苑｜編著

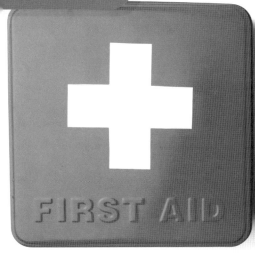
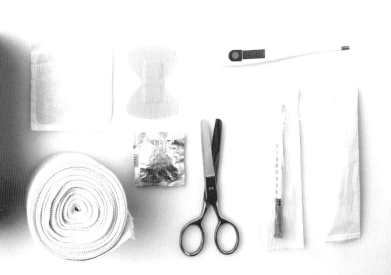

　　航海人員長期在海上航行，若是遭受到意外傷害或突發疾病而沒有獲得適當的醫療照護，將可能導致人命的喪失。由於海上就醫遠比陸上就醫不易，船上普遍缺乏專業的人力資源與醫療設施，有鑒於此，每位船員皆應具備足夠的急救與醫療相關的知識與技能。依據航海人員訓練、發證及航行當值標準國際公約(International Convention on Standards of Training, Certification and Watchkeeping for Seafarers; STCW)規定，航海人員之培訓皆需修習「醫療急救(Medical First Aid)」此課程，教導如何迅速應對船上的醫療緊急情況，並提供受傷或患病海員即時性的緊急醫療處置。

　　本書分為 15 章，首先概述急救與人體各系統，為讀者研讀本書奠定基本的背景知識；再依序教導如何評估傷患與初步的身體檢查，以防因錯誤的急救而造成二次傷害，其次是針對傷患的緊急處理，如出血時的止血、包紮與傷患搬運法、心肺復甦術 CPR 操作技術、呼吸道異物梗塞的哈姆立克法等，還有常見的緊急狀況，如失溫與凍傷、中暑與熱衰竭、休克、燒燙傷、骨折、脫臼及肌肉損傷之處理等，野外傷害之處理、水上意外的救生也是此訓練課程之一。章末習題有選擇題，引導讀者透過習題強化對內文的理解與應用。

商茗苑　謹識

目 錄

急救概述

長期於海上航行的航海人員，當急症、溺水、受傷等意外發生時，若不立即給予緊急救護，極有可能造成人員生命的損失。而海上救護又不若陸地及時，因此凡是要到船上的工作人員，都必須接受基本急救訓練，包括常見疾病、基本藥物與注射使用方法，與各種急症處理方式等。

一、急救的定義

急救(First-aid)是指意外發生後，在醫療救護人員尚未到現場前，利用現場人力及資源，給予傷者初步的緊急性、臨時性醫療處置。但是急救時切勿急燥、貿然施救，要先冷靜判斷現場情況，否則施救不成還可能傷害傷者，例如溺水者若未先暢通呼吸道，一味 CPR 也未必有效；胸部受傷者，若未先檢視其受傷情況，一味 CPR 反而會造成傷者內出血更嚴重。急救者必須先了解傷者情況，以便判斷施予什麼樣的急救法才是最佳選擇。

二、急救的目的

急救的主要目的如下：

1. **維持生命**(Preserve Life)：這是急救的首要目的，如藉心肺復甦術恢復呼吸、心跳，救治休克、適當保暖、補充水分。

2. **防止傷勢進一步惡化**(Prevent Further Injury)：如止血、處理傷口、包紮固定、使傷者遠離傷害原因。

3. **促進康復**(Promote Recovery)：避免非必要移動、給予心理支持、保持舒適臥位。

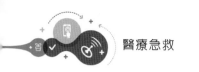

三、生命徵象評估

生命徵象評估可分為初級評估與次級評估。初級評估包括頸椎之維持與意識評估、評估呼吸道通暢情形、呼吸情形和循環狀況；次級評估主要對象是沒有立即生命危險的傷者，包括身體各部位、生命徵象的快速檢查。

(一) 初級評估

1. **頸椎之維持**：評估傷者時要特別注意是否為頸椎受傷傷患，如懷疑有頸椎損傷，應先固定頸椎，再開始評估。

2. **意識評估**：意識指的是人對自我及外界的認知，可藉由呼喚傷者、拍打雙肩、給予疼痛刺激來評估是否有意識，常見的評估方法有「清聲痛否(AVPU)」及「葛氏昏迷指數(Glasgow Coma Scale, GCS)」兩種。對於意識不清的傷者應採復甦姿勢。

   (1) 清聲痛否(AVPU)：將傷者意識程度分為清醒(Alert)、對聲音有反應(Verbal)、對疼痛有反應(Pain)、沒反應(Unresponse)。

   (2) 葛氏昏迷指數(Glasgow Coma Scale, GCS)（表 1-1）：分為睜眼反應(Eye Opening, E)、語言反應(Verbal Response, V)、運動反應(Motor Response, M)三項評估，最高分為 15 分，最低分為 3 分。

表 1-1　葛氏昏迷指數(GCS)

分數	E	V	M
6			聽從指令完成動作
5		對時、地、人等定向感問題正確回答	可定位痛覺刺激點
4	自動睜眼	對時、地、人等定向感問題混淆	受痛覺刺激肢體回縮、自然彎曲
3	語言刺激睜眼	回答不適當，可回答單字	受痛覺刺激肢體屈曲、不自然彎曲
2	疼痛刺激睜眼	發出難以理解的聲音	受痛覺刺激肢體伸張、伸直
1	無反應	無反應	無反應

3. **生命徵象**

(1) 體溫：急救時較少使用體溫計測量體溫，大多是施救者以手背觸摸傷者皮膚，大略評估有沒有發燒，一般而言耳溫及額溫正常溫度為 36.5~37.5°C，**體溫過高**可能是發炎、熱痙攣、熱衰竭或中暑，體溫過低常見於低血糖、休克、敗血症。身體局部溫度高，可能為發炎引起的紅腫熱痛，局部體溫低如手腳蒼白、冰冷，則可能是循環不良所致。

(2) 脈搏：以食指、中指、無名指觸摸脈搏，勿用拇指，因為拇指有搏動，會和傷者的脈動混淆。常見測量部位有橈動脈、頸動脈、股動脈等，評估時要注意脈搏的速率、強度、脈量，正常脈搏速率為 60~100 次／分鐘，平均 72 次／分鐘，脈搏規則者測量時間為 1 分鐘或 30 秒×2，兒童、心律不整者應測足 1 分鐘。

(3) 呼吸：評估傷者是否有呼吸道阻塞情形，呼吸道阻塞會使傷者無法呼吸，因此當發現這個狀況時，應立即暢通呼吸道，同時觀察傷者呼吸狀況，若呼吸停止則進行心肺復甦術。正常呼吸速率為 12~20 次／分鐘，測量時要注意有無異常呼吸音、呼吸困難徵象，如使用呼吸輔助肌、端坐呼吸、張口呼吸、鼻翼煽動、肋間凹陷、發紺等；如有呼吸困難情形，應立即求救並給予氧氣治療。

(4) 血壓：正常收縮壓／舒張壓＜120/80 mmHg；收縮壓／舒張壓＞130/80 mmHg 為高血壓；＜100/60 mmHg 常見於大量失血、心肌梗塞、姿勢性低血壓。急救時也可以藉由觸摸各脈點快速判斷血壓，例如摸得到頸動脈表示血壓至少有 60 mmHg，摸得到臂動脈、股動脈時血壓至少 70 mmHg，摸到橈動脈時血壓至少 80 mmHg，摸到足背動脈時血壓 90 mmHg。

4. **膚色**：循環不良會導致膚色蒼白、冰冷，要判斷傷者是否有末梢循環不良情形，可藉由按壓傷者指甲床，從指甲由蒼白變回紅潤的時間來判斷，如果再充血的時間超過 2 秒，表示傷者末梢血液循環不足，有休克的風險。

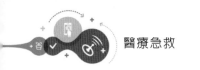

（二）次級評估

　　解開傷者衣物，露身評估傷者身上任何一個受傷處或出血點，是否有傷口、出血、瘀青、紅腫、疼痛或不明分泌物，同時必須向傷者說明露身評估的目的，並注意隱私性，避免過度暴露。

1. **頭頸部**：檢查頭骨及臉部是否有傷口，耳道是否出血，兩側瞳孔對光反應、大小是否相等。

2. **胸部**：雙手放在傷者胸廓上，感覺兩側胸部起伏是否一致，單側胸廓擴張遲緩，表示肋膜或肺積水、氣胸、單側肺炎或肋骨骨折。同時須注意胸部有無出血、傷口、瘀青、疼痛等。

3. **腹部**：輕壓腹部檢查，如果發現腰部、肚臍附近有瘀青，代表腹部可能有出血情形。腹部傷口為橫向者，協助採屈膝仰臥，為縱向者則仰臥平躺。

4. **骨盆**：檢查骨盆是否有壓痛或骨折。骨盆內有大血管通過，骨盆骨折時常併發血管破裂造成大量失血，引發休克，必須先固定骨盆再進一步送醫治療。

5. **四肢**：檢查四肢是否有出血、瘀傷、麻痺、無力或感覺異常。若懷疑有骨折，盡量不要隨便移動傷者，並做適當的固定與包紮。

6. **背部**：脊髓損傷常見於高處跌下、重物壓傷、刀槍傷、運動傷害（如跳水等），評估時要尋找脊椎疼痛點、變形處，檢查肢體、軀幹的感覺與運動功能，是否有大小便失禁等。傷者應採圓滾木翻身方式移動並固定，避免傷到脊椎。

四、急救注意事項

1. **確認傷者與自己安全無疑**：如觸電者應立即用木棍、竹棍、掃把等切斷電源，位於馬路上應豎立警示牌。

2. **維持傷者舒適臥位**：以防病情惡化，不同傷勢傷者須配合不同的姿勢（表 1-2、圖 1-1）。

3. **適當保暖**：預防失溫休克。

4. **補充水分**：視傷者情況適當補充水分，但是昏迷、失去知覺、頭胸部重傷 等需手術的傷者，不給予食物或水分補給。

5. **非必要不要移動傷者**：以免加重傷勢、增加其痛苦，若必須移動，要先做 好包紮、固定。

6. **鬆開束縛物**：必要時可剪開衣服或皮帶。

7. **給予傷者心理支持**：消除恐懼及焦慮情緒。

8. **維持秩序**：遣散圍觀人群，保持傷者四周環境安靜、通風。

9. **尋求支援、盡速送醫**：如撥打 119 或急救單位（駕駛台），說明傷者姓名、 時間地點、人數、現場情況、已做的處理。

表 1-2　傷者的姿勢

姿勢	受傷類型
平躺、仰躺	腹部傷口為縱向的傷者
平躺、頭肩部墊高	中暑、中風（未昏迷、無口部分泌物）、呼吸困難或頭部、胸部受傷
仰躺、腳抬高	下肢受傷、休克、貧血、熱衰竭
仰躺、屈膝、頭肩部墊高	腹部傷口為橫向的傷者、嚴重腹痛
半坐臥	頭部外傷、呼吸困難、胸部創傷、心臟病意識清醒者
側臥	意識清醒但有口腔分泌物的中風或中毒等傷者、嘔吐
復甦姿勢	意識不清或昏迷，但有呼吸

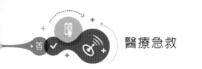

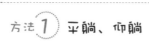 平躺、仰躺

適用狀況 心肺復甦術急救時，頭部外傷，顱骨骨折時。

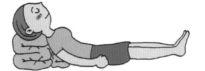 平躺、頭肩部墊高

適用狀況 中暑、心臟病、呼吸困難或頭部、胸部受傷時。

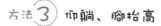 仰躺、腳抬高

適用狀況 中熱衰竭、休克或下肢受傷時。

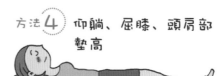 仰躺、屈膝、頭肩部墊高

適用狀況 腹部創傷或嚴重腹痛。

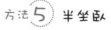 半坐臥

適用狀況 呼吸困難或胸部創傷時。

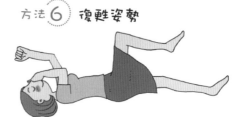 復甦姿勢

適用狀況 意識不清或昏迷時。

● 圖 1-1　傷者的姿勢

10. **急救優先順序**：先急救重傷者，一般來說優先急救順序如下：

(1) 最優先：無呼吸、心跳，先 CPR 急救；大出血，找出出血點，先控制出血；休克；胸部或腹部開放性創傷；頭部嚴重外傷、昏迷；中毒或尿毒併發症。

(2) 次優先：燒燙傷、嚴重或多處骨折、脊椎或背部受傷。

(3) 最後處理：單純骨折、不嚴重的傷害、明顯致命傷（幾乎確定死亡）、已死亡。

五、急救箱

常見的傷害事故多為割傷、扭傷、蚊蟲螫傷、骨折脫臼等，可以準備一個小型簡易急救箱(First Aid Kit)於包紮傷口時使用（圖 1-2）。

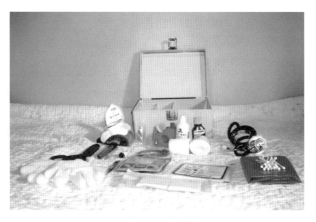

❷ 圖 1-2　急救箱

（一）急救箱的配備

急救箱的配備用品不盡相同，但大致上會有的物品如表 1-3。

表 1-3　簡易急救箱

<table>
<tr><th colspan="2">用品</th><th>數量</th><th>用途</th></tr>
<tr><td rowspan="7">藥品</td><td>生理食鹽水(20 ml)</td><td>5~10 瓶</td><td>清潔傷口</td></tr>
<tr><td>酒精棉片</td><td>10 片</td><td>消毒雙手、器械</td></tr>
<tr><td>優碘</td><td>1 瓶</td><td>消毒傷口</td></tr>
<tr><td>消炎藥膏</td><td>1 瓶</td><td>如磺胺類藥物、抗生素軟膏等，防止傷口發炎、感染</td></tr>
<tr><td>面速力達母</td><td>1 瓶</td><td>一般蚊蟲叮咬</td></tr>
<tr><td>薄荷油</td><td>1 瓶</td><td>頭痛、消脹氣、提神醒腦</td></tr>
<tr><td>氨水</td><td>1 瓶</td><td>消除蜜蜂、螞蟻螫傷的腫痛</td></tr>
</table>

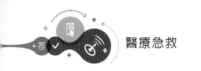

表 1-3　簡易急救箱（續）

用品		數量	用途
用品	無菌棉枝	2 包	沾取藥水清潔、消毒傷口
	無菌紗布	2×2 吋、3×3 吋、4×4 吋各 1 包	傷口清潔、消毒後覆蓋
	3M 膠布	1 捲	固定紗布等敷料
	OK 繃	1 盒	用於覆蓋小傷口
	彈性繃帶	1 捲	包紮傷口、固定敷料與關節
	止血帶	1 條	必要時止血用
	體溫計	1 支	測量體溫
	三角巾	1 條	包紮傷口、固定傷肢
	安全別針	1 支	固定三角巾
	剪刀	1 支	剪開傷者衣物或繃帶
	鑷子	1 支	蜂螫時夾毒刺、夾取紗布或棉球
	冷熱敷袋	1 個	扭傷時使用

（二）使用急救箱的注意事項

1. **注意藥品有效期限**：至少每 6 個月檢查一次急救箱內的物品及藥品，如果有過期或用完的物品，應再另購新品補充替換。

2. **避免陽光照射**：急救箱平時應該放置陰涼、乾燥處，避免陽光直接曝曬，以免藥品變質。

3. **保持標籤完整**：急救箱內的各種藥品應備有標籤，且標籤要完整、標示清楚。

4. **保持藥品的清潔、無菌**：

   (1) 用過的物品已經汙染，勿再放回急救箱內。

   (2) 打開瓶蓋時，瓶蓋應內面朝上放置，避免瓶口及瓶蓋接觸雙手或桌面而汙染。

(3) 藥品使用後應盡速蓋好瓶蓋，避免藥品揮發或是遭到汙染。

(4) 棉棒沾取藥水消毒傷口後應直接丟棄，不可以再用接觸過傷口的棉棒深入藥瓶內沾取藥水，而使得藥水汙染。

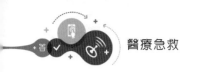

 學習評量

1. 請問下列何者不是急救的目的？(A)維持生命　(B)促進康復　(C)確認傷者身分　(D)防止傷勢進一步惡化。

2. 初次評估的評估項目不包括：(A)脈搏　(B)血壓　(C)評估意識　(D)固定腰椎。

3. 下列哪個傷者為急救的最優先順序？(A)火警燒燙傷的偶像明星　(B)回家不慎踢到門檻摔破腦袋造成大出血的醉漢　(C)遭仇人刺傷脂肪層很厚的腹部、但無出血的黑道大哥　(D)比賽時韌帶斷裂的 NBA 球星。

4. 何者不是急救箱的必備物品？(A)護目鏡　(B)酒精棉片　(C)優碘　(D)鑷子。

5. 麵包超人把自己的頭分給飢餓的小朋友吃之後暈倒了，評估意識的步驟不包含下列何項？(A)拍打雙肩　(B)呼喚麵包超人的名字　(C)叫救護車　(D)給予疼痛刺激。

解答　1.(C)　2.(D)　3.(B)　4.(A)　5.(C)

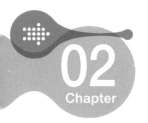

人體各系統概述

一、人體的構造階層

1. **化學階層(Chemical Level)**：自然萬物都是由原子(Atoms)所組成，人體也不例外，其組成成分包括碳(C)、氫(H)、氧(O)、氮(N)、磷(P)等元素，各種原子利用不同的鍵結與化學反應組成較為複雜的分子(Molecules)，如水分子(H_2O)、葡萄糖($C_6H_{12}O_6$)。

2. **細胞階層(Cellular Level)**：細胞(Cell)為生命體的基本的構造與功能單位。

3. **組織階層(Tissue Level)**：功能相似的細胞聚集再一起組成組織，因此組織是由許多相同的細胞以及細胞外基質(Extracellular Matrix)構成。構成人體的四大基本組織有：

   (1) 上皮組織：覆蓋於體表或器官內襯（如胃、腸、血管等），具有保護、分泌、感覺等功能，因體表、體腔都有上皮組織覆蓋，所以物質的傳遞都要通過上皮。上皮組織依功能可分為被覆與內襯上皮（如皮膚、臟器腔面）、腺體上皮（如內分泌腺、汗腺、唾液腺等）。

   (2) 結締組織：人體含量最豐富的組織之一，具有支持、保護、運輸物質、防禦（產生抗體）、儲存能量等功能，位於上皮組織下方，不會直接與外界接觸。包括疏鬆結締組織、脂肪組織、血液、韌帶、軟骨、骨骼等。

   (3) 肌肉組織：由肌肉細胞所構成。具有收縮、興奮、伸展、彈性等特性，具有運動、維持姿勢、產熱等功能，依肌肉的特性可分為骨骼肌、平滑肌、心肌三種。

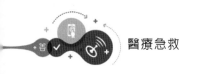

(4) 神經組織：由神經元及神經膠細胞組成。神經元能傳遞細胞衝動，神經膠細胞則支持、保護神經元細胞。構成體內與體外訊息傳遞聯絡網，協調身體各器官、系統功能，以便對環境變化做出最適當的調適。

4. **器官階層(Organ Level)**：兩種或兩種以上不同的組織構成器官，器官有特定的形狀，可以執行特定的功能，例如心肌組織、血液組織、結締組織、上皮組織等多種不同的組織共同構成了心臟。

5. **系統階層(System Level)**：具有相同功能的器官組成特定的系統，完成特定的生理功能。例如消化系統由咽、喉、胃、小腸、大腸、肝臟、膽囊等多個器官共同組成，負責營養的攝取及食物的消化、吸收。

6. **生命個體階層(Organism Level)**：身體所有系統共同合作維持生命的存活。

二、人體的主要系統

人體由 11 個系統所組成，包括皮膚系統、骨骼系統、肌肉系統、神經系統、內分泌系統、心血管系統、淋巴系統、呼吸系統、消化系統、泌尿系統、生殖系統（表 2-1、圖 2-1）。

表 2-1　人體的系統

系統	器官	主要功能	常見疾病
皮膚系統	表皮、真皮、皮下組織、指甲、毛髮、皮脂腺、汗腺、感覺接受器	保護、阻擋外物入侵、維持體溫、分泌汗水、毛髮生長、製造油脂、保護手指與腳趾、合成維生素 D、觸壓溫痛等感覺	燒燙傷、癬病、濕疹、水泡、丘疹、皮膚炎、感染
骨骼系統	硬骨、軟骨、關節、骨髓	支持、保護軟組織及儲存其中的礦物質，組成運動槓桿、儲存能量、製造血球	骨折、關節炎、脫臼、骨髓炎
肌肉系統	骨骼肌、平滑肌、心肌、肌腱	一般肢體動作的產生、講話、走路、運動、維持姿勢、產熱、產生心跳、組成內臟器官	下背痛、腕隧道症候群、拉挫傷

表 2-1　人體的系統（續）

系統	器官	主要功能	常見疾病
神經系統	腦、脊髓、腦神經、脊神經、自主神經	因應不同的刺激產生神經衝動，藉感覺神經傳到中樞進行整合，再由運動神經輸出至周邊器官進行活動，包括運動、感覺、反射，並可產生思考、情緒、記憶等複雜變化	頭痛、椎間盤突出、頭部創傷、脊髓損傷、腦膜炎、腦震盪
內分泌系統	下視丘、腦下腺、松果腺、甲狀腺、胸腺、腎上腺、胰臟、卵巢、睪丸	分泌的激素經循環系統到達標的細胞，調節生理反應，例如生長、發育、血液生化變化、生理時鐘等	高血糖、低血糖、甲狀腺機能亢進、甲狀腺功能低下
心血管系統	心臟、血管、血液	心臟打出血液維持血壓，經由血管將血液輸送全身，提供細胞氧氣、營養及代謝廢物	中風、休克、心肌炎、心律不整、心肌梗塞、貧血
淋巴系統	淋巴結、淋巴管、胸腺、脾臟、免疫細胞	維持體液平衡、脂肪運輸、產生免疫反應抵抗感染及外來物質	過敏性休克、異位性過敏、愛滋病、接觸性皮膚炎
呼吸系統	鼻、咽、喉、氣管、支氣管、肺泡、肺臟	吸入的氧氣運送至身體細胞利用，並將二氧化碳排出體外	鼻炎、喉炎、肺炎、支氣管炎、氣喘
消化系統	口腔、食道、胃、小腸、大腸、胰臟、肝臟、膽囊	攝取食物，並分泌消化液將食物分解，吸收養分至血液，排出身體無法利用的物質	胃炎、胃潰瘍、胃食道逆流、腹瀉、膽結石、黃疸
泌尿系統	腎臟、輸尿管、膀胱、尿道	濃縮、排放尿液，平衡血液酸鹼值、身體離子濃度，排出過多的水分、鹽分、代謝廢物	尿道感染、腎盂腎炎、尿失禁、腎結石、膀胱炎
生殖系統	卵巢、子宮、睪丸	製造荷爾蒙、產生生殖細胞繁衍後代	月經失調、生殖器疱疹、陰道炎、前列腺肥大

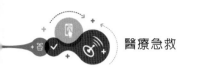
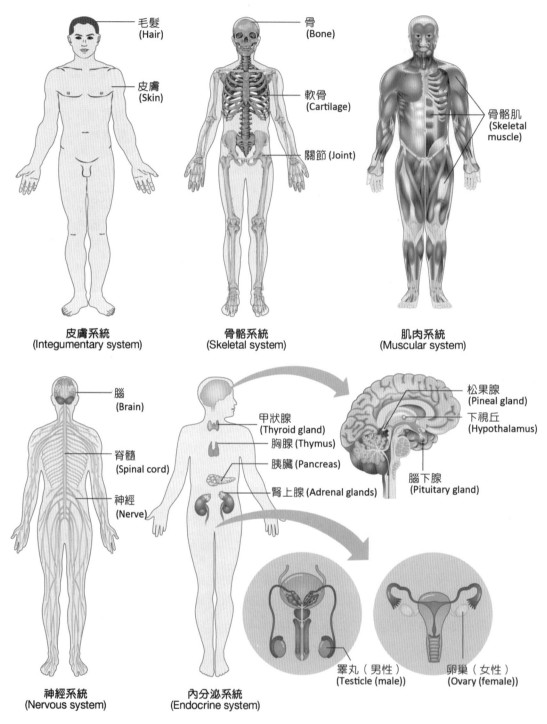

毛髮
(Hair)

皮膚
(Skin)

皮膚系統
(Integumentary system)

骨
(Bone)

軟骨
(Cartilage)

關節 (Joint)

骨骼系統
(Skeletal system)

骨骼肌
(Skeletal muscle)

肌肉系統
(Muscular system)

腦
(Brain)

脊髓
(Spinal cord)

神經
(Nerve)

神經系統
(Nervous system)

甲狀腺
(Thyroid gland)

胸腺 (Thymus)

胰臟 (Pancreas)

腎上腺 (Adrenal glands)

內分泌系統
(Endocrine system)

松果腺
(Pineal gland)

下視丘
(Hypothalamus)

腦下腺
(Pituitary gland)

睪丸（男性）
(Testicle (male))

卵巢（女性）
(Ovary (female))

圖 2-1　人體主要系統

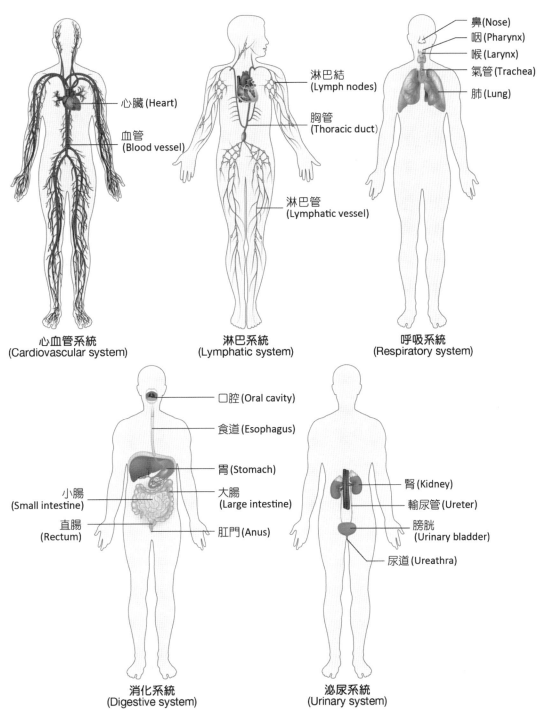

心血管系統
(Cardiovascular system)

淋巴系統
(Lymphatic system)

呼吸系統
(Respiratory system)

消化系統
(Digestive system)

泌尿系統
(Urinary system)

心臟 (Heart)
血管
(Blood vessel)

淋巴結
(Lymph nodes)
胸管
(Thoracic duct)
淋巴管
(Lymphatic vessel)

鼻(Nose)
咽 (Pharynx)
喉 (Larynx)
氣管 (Trachea)
肺 (Lung)

口腔 (Oral cavity)
食道 (Esophagus)
胃 (Stomach)
小腸
(Small intestine)
大腸
(Large intestine)
直腸
(Rectum)
肛門 (Anus)

腎 (Kidney)
輸尿管 (Ureter)
膀胱
(Urinary bladder)
尿道 (Ureathra)

● 圖 2-1　人體主要系統（續）

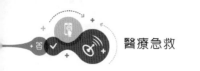
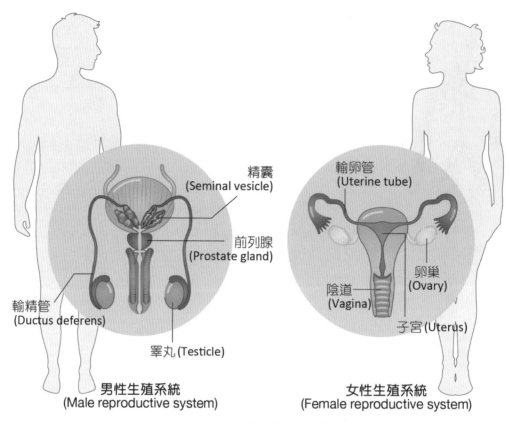

男性生殖系統
(Male reproductive system)

精囊
(Seminal vesicle)

前列腺
(Prostate gland)

輸精管
(Ductus deferens)

睪丸 (Testicle)

女性生殖系統
(Female reproductive system)

輸卵管
(Uterine tube)

卵巢
(Ovary)

陰道
(Vagina)

子宮 (Uterus)

▶ 圖 2-1　人體主要系統（續）

學習評量

1. 阿銀已經忍耐了一天都沒有吃他最愛的草莓聖代,因為忍耐過頭,頓時覺得有頭暈、臉蒼白等低血糖症狀,需要攝取糖分,請問掌管血糖調節的器官為何?(A)胰臟　(B)膽囊　(C)肺臟　(D)心臟。

2. 何者構造不屬於組織階層?(A)上皮　(B)血管　(C)神經　(D)肌肉。

3. 人體哪個系統負責調節體溫、分泌汗液排除廢物,並可感受到冷熱覺?(A)肌肉系統　(B)泌尿系統　(C)皮膚系統　(D)神經系統。

4. 小智帶著好夥伴皮卡丘坐了 18 小時的飛機終於抵達新地區展開旅行,但是卻出現白天超想睡、晚上睡不著的時差調節問題,請問時差調節是人體哪個系統負責?(A)泌尿系統　(B)心血管系統　(C)神經系統　(D)內分泌系統。

5. 炭治郎朝著鬼的頭用力一砍,瞬間鮮血直噴,請問這一刀砍下去沒有傷害到鬼的哪一個身體器官?(A)骨骼　(B)皮膚　(C)血管　(D)肺臟。

解答　1.(A)　2.(B)　3.(C)　4.(D)　5.(D)

MEMO /

身體檢查

船上環境不若醫院擁有完整的檢查設備及醫療器材，因此必須透過詢問病歷及身體檢查的方式，詳細記錄下患者的問題及症狀，才能在轉送醫院時，協助醫療人員做正確評估及診斷。

一、病歷收集

病歷收集就是有系統、有計畫的收集關於患者的健康狀況資料，包括患者基本資料、主訴、現在病史、過去病史與家族史等，以作為病因發現及病情判斷的依據。

（一） 基本資料

收集患者病歷資訊前，要先了解他的個人基本資料，這些資料除了能協助辨識患者之外，還能讓照護人員以此為依據，選擇適合方法協助患者。基本資料包括：姓名、年齡、出生年月日、性別、出生地點、飲食及生活習慣、教育程度、婚姻狀態、宗教信仰、住址、電話、緊急聯絡人等。

（二） 主 訴

患者主訴(Chief Complain)也就是患者自己所陳訴此次就診的主要問題與原因，如「*我從昨天晚上開始腹瀉*」、「*我的頭好痛*」。

（三） 現在病史

現在病史所述為患者目前的健康狀況，也就是從患者最開始發現症狀之時，到前來就診為止的這整個過程，過程內容必須依照時間順序，清楚、有系統的描述與記錄，記錄內容要包括症狀發生的時間、症狀的發展與表現型態、

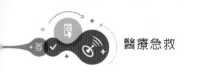

症狀在什麼狀況下會發生、發生時採取的處理或治療方式，甚至症狀對患者造成的影響也應一併評估。

以疼痛為例，可以下列問題詢問患者，或以 "PQRST" 的方式記憶評估要點（圖 3-1）。

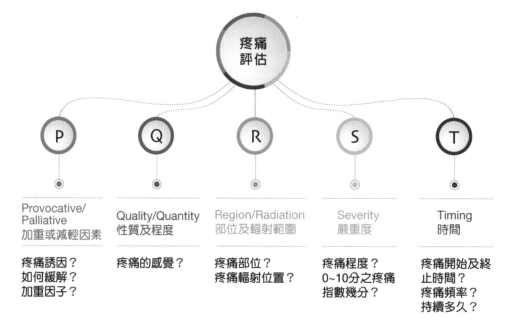

P	Q	R	S	T
Provocative/Palliative 加重或減輕因素	Quality/Quantity 性質及程度	Region/Radiation 部位及輻射範圍	Severity 嚴重度	Timing 時間
疼痛誘因？如何緩解？加重因子？	疼痛的感覺？	疼痛部位？疼痛輻射位置？	疼痛程度？0~10分之疼痛指數幾分？	疼痛開始及終止時間？疼痛頻率？持續多久？

● 圖 3-1 以「PQRST」方式評估疼痛

1. **疼痛發生的部位與範圍**：如罹患闌尾炎會造成右下腹部疼痛，且輻射至左下腹部，呈現放射性疼痛。

2. **疼痛發生的時間、頻率及持續時間**：如疼痛是發生在白天或晚上、多久痛一次、每次疼痛會持續多久。

3. **疼痛的型態**：如鈍痛或是刺痛。

4. **疼痛的嚴重程度**：可請患者以 0~10 分形容疼痛程度，0 分為不痛，10 分為最痛（圖 3-2）。

5. **疼痛的可能誘因**。

6. **使疼痛加重及減輕的因素**：如進食後，加重腹部疼痛感。

7. **疼痛發生時伴隨之其他症狀**：如疼痛同時發生盜汗、畏寒發生等。

8. **以往發生疼痛時的處理方式及效果如何**：如冷敷或吃止痛藥等。

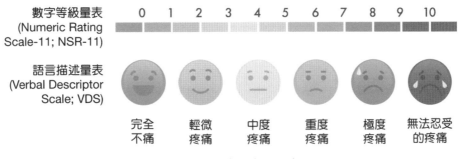

圖 3-2　疼痛自覺量表

（四） 過去病史

　　收集過去病史目的是要了解患者過去的健康狀況，例如兒童期疾病、預防注射接種情形、曾罹患的疾病或慢性病、曾經發生過的意外及傷害事件（如車禍）、手術史或過去住院情形、過敏史、目前服用哪些藥物等。

（五） 家族史

　　詢問患者家人、親近家屬的健康狀況，一般家族史(Family History)的評估至少要涵蓋三代，含括患者的祖父母、父母、兄弟姊妹，收集其年齡、健康狀態或罹患的疾病、職業、學歷、死亡年齡及原因等資訊，並繪製成家庭樹(Family Tree)（圖 3-3）。藉由家族史的評估及家庭樹的繪製，可以從中發現患者是否有家族遺傳疾病的傾向，或說患者疾病是受環境、職業與生活習慣的影響，尤其具高度家族關聯性的疾病，如癌症、糖尿病、高血壓、心臟病、肺結核、腦血管疾病、腎臟病、關節炎、貧血、頭痛、血友病、精神疾病等，評估時都要記得詢問並註明。

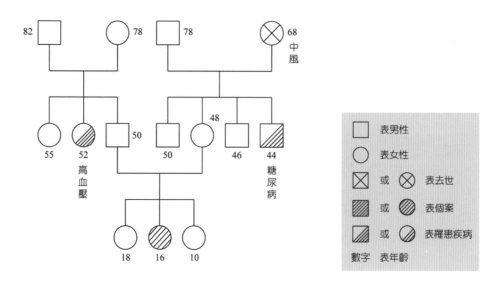

● 圖 3-3　家庭樹

二、船員體格檢查

　　船員在上船服務前應接受體格檢查，在上船服務後，也應接受定期健康檢查。而體格檢查也是繼病歷收集後，評估病情的的第二個重要步驟。

(一) 身體評估方法

　　常用的身體評估技巧有視診(Inspection)、觸診(Palpation)、叩診(Percussion)及聽診(Auscultation)四種，通常評估順序為視診→觸診→叩診→聽診，但在評估腹部時則順序改為視診→聽診→叩診→觸診，目的是避免觸診及叩診後影響腸蠕動的聽診，導致判讀錯誤。身體評估應在安靜的環境下進行，可以準備一間安靜的房間，同時依照各身體系統評估的需求，準備如鐘錶、血壓計、聽診器、壓舌板、聚光手電筒等工具。

◎　視診(Inspection)

　　是身體評估的第一個步驟，透過檢查者的眼睛，以視覺做有系統的檢視與觀察，如觀察皮膚或指甲床顏色是否蒼白或發紫、皮膚質地粗糙或光滑、鞏膜（眼白）有無黃疸、毛髮分布情形、皮膚有無腫脹、潰瘍或損傷等。除利用眼

力之外，亦可借助於工具來檢測一些肉眼難以觀察到的部位，例如檢耳鏡、眼底鏡、鼻窺鏡、視力表等。在進行視診時要注意：

1. **光線**：自然光為較不影響視診部位顏色的光線，然而為配合不同的檢查項目，光線的明暗程度亦須調整，例如瞳孔對光反射檢查時應關燈，再用手電筒照射；有些檢查不可以使用直射光，必須用斜光，如視診頸靜脈搏動。

2. **室溫調節**：在溫度過低的環境下視診皮膚時，可能會因為血管收縮而造成膚色蒼白；當室溫太高的時候，又會讓血管擴張，顯得膚色紅潤，失去皮膚本來的顏色。

3. **適度暴露身體部位**：若必要可以適當暴露患者身體的某部位，觀察其外觀、對稱性、形狀、大小、位置、顏色、性狀，並與正常情況做對照。

◎ 觸診(Palpation)

　　檢查者以雙手觸摸患者身體，使用觸覺去感知體表下器官與組織的形體、大小、溫度等，如觸診淋巴結、結節腫塊、脈搏、皮膚彈性及是否水腫等。進行觸診的時候要注意溫暖手部、指甲長度，疼痛部位要最後才評估，以免刺激或傷害患者，而影響判讀結果。觸診時依據評估部位的不同可利用指腹、手掌、手背進行評估，又根據施力大小可分為（圖 3-4）：

1. **輕觸診**：在深觸診前進行，於皮膚表面下壓約 1~2 公分，評估皮膚的質地、彈性、硬度及腫塊等。

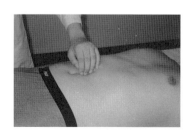 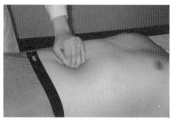 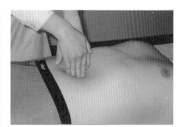

(a)輕觸診　　　　　(b)單手深觸診　　　　　(c)雙手深觸診

❷ 圖 3-4　觸診的方式

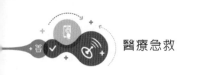

2. **單手深觸診**：單手下壓 4~5 公分，常用於肝臟底部觸診。

3. **雙手深觸診**：雙手交疊，由上方的手施力下壓 4~5 公分，下方的手負責感覺局部，用於肥胖者的肝臟底部觸診。

◎ **叩診(Percussion)**

評估胸腔與腹部時常用的方法，又分為兩種（圖 3-5）：

1. **指叩法**：以手指輕敲體表，因組織密度的不同會產生不一樣的回音，如鼓音代表腸內脹氣、濁音代表臟器或有積液、反響音是肺組織的回音（表 3-1）。

2. **拳叩法**：非慣用手平放於檢查部位，另一手握拳直接敲擊，評估患者是否有異常感覺（像是疼痛），常用於身體實質器官的評估，如肝臟、脾臟、腎臟。

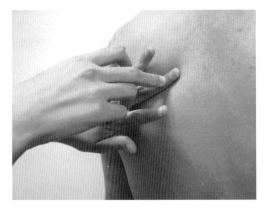
(a)指叩法

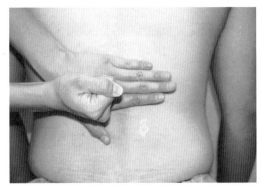
(b)拳叩法

❯ 圖 3-5　叩診的方式

表 3-1　叩診音

叩診音	說　明
實音(Flatness)	聲音沉、鈍，叩診肌肉、骨骼等實質組織的回音
濁音(Dullness)	聲音鈍，像是有東西被包著打一樣，為叩診充滿血液或液體的器官回音，如脹滿的膀胱、心臟、肝臟、脾臟等
鼓音(Tympany)	叩診充滿空氣器官的回音，如胃、小腸
反響音(Resonance)	聲音大聲而低沉，為叩診肺臟時產生的回音
過度反響音 (Hyperresonance)	較反響音大聲的隆隆聲，代表肺臟內充滿過多的空氣，可能是氣胸、肺氣腫所致

◎　聽診(Auscultation)

　　利用耳朵或聽診器去聽患者身體內的聲音，如呼吸音、心音、腸蠕動音等，是身體評估時第二常用但也最難的技巧。聽診器的兩個面分別可以用來聽取身體不同的聲音：

1. **膜面(Diaphragm)**：用於聽診音調較高的聲音，如腸蠕動音、呼吸音、正常的心音、部分心雜音。

2. **鐘面(Bell)**：用於聽診音調較低的聲音，如部分心雜音。

（二）檢查項目

　　若時間允許，建議針對全身各系統進行系統性評估，依序詢問患者相關的健康狀態，檢查時利用前述視診、觸診、叩診、聽診技巧，從頭到腳、由前而後依序進行評估（表 3-2）。

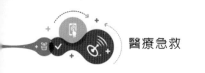

表 3-2　系統性身體檢查項目

人體系統	評估內容
一般狀況	・ 生命徵象：體溫、脈搏、呼吸、血壓 ・ 營養狀況：體重為何？是否肥胖或過瘦？ ・ 意識狀態：清晰、混亂或者昏迷？ ・ 精神狀況：虛弱、疲勞或其他不適？
皮膚	・ 皮膚顏色是否正常，有無發紺、黃疸、蒼白、潮紅？ ・ 有無紅疹、腫脹、硬塊、潰瘍、出血點？記錄下紅疹的顏色及形狀 ・ 是否有疼痛或搔癢？毛髮特殊變化？ ・ 嘴唇及指甲床顏色，有無發紺、蒼白？
頭部	・ 觀察頭部形狀，有無畸形、凹陷、疤痕或外傷？ ・ 有無頭痛或其他異常？
眼睛	・ 是否配戴眼鏡或其他輔具？ ・ 有無突眼、疼痛、紅腫、流淚、分泌物？ ・ 是否近視、遠視、視力模糊、複視、斜視、黑影、畏光、白內障、青光眼或其他不適？ ・ 鞏膜（眼白）有無黃疸？眼球活動有無障礙？瞳孔大小是否相等？瞳孔對光反射是否正常（遇光兩側瞳孔同時收縮）？
耳朵	・ 有無分泌物、出血或感染？ ・ 有無疼痛、耳鳴、暈眩？ ・ 有無重聽、聽力障礙或聽力改變？
鼻部	・ 有無有鼻水、鼻涕、鼻塞、鼻炎、其他分泌物及出血？ ・ 有無嗅覺改變情形？
口咽	・ 有無口腔或牙齦黏膜損傷、出血、化膿？ ・ 有無舌部或喉嚨疼痛、異常出血、充血、扁桃腺腫大、分泌物？聲音沙啞？吞嚥困難？ ・ 有無口臭？味覺改變？
頸部	・ 有無甲狀腺腫大、疼痛、僵硬或其他不適？ ・ 觸診頸動脈彈性、搏動，有無頸靜脈怒張？
乳房	・ 有無外傷、腫塊、乳頭分泌物或乳頭凹陷？

表 3-2　系統性身體檢查項目（續）

人體系統	評估內容
呼吸系統	• 有無咳嗽或咳血？咳嗽有無痰液、痰液顏色及性狀？ • 有無呼吸困難、呼吸急促、胸痛或其他呼吸器統疾病，如氣喘、自發性氣胸？ • 視診胸廓是否對稱，有無畸形、隆起、凹陷？ • 觸診有無疼痛、腫塊、瘻管或皮下氣腫？呼吸時胸廓運動是否對稱？呼吸震顫或胸膜摩擦感？ • 叩診前胸、後胸、側胸，測量肺邊界及橫膈移動範圍，是否為正常的反響音，或過度反響音（代表可能有氣胸、肺氣腫）、濁音（可能為肺炎、肋膜積水、血胸、膿胸）？ • 聽診呼吸音是否異常，如音調、強度、長短，有無哮鳴音、爆裂音、胸膜摩擦音？
心血管系統	• 有無心悸、胸悶、胸痛或心血管疾病（如高血壓、心臟病）？ • 觸診心前區有無異常震顫、搏動？ • 叩診肺臟反響音及心臟濁音的分界，了解心臟位置 • 聽診心音的速率、節律，有無心雜音？
周邊血液循環	• 視診肢體顏色，有無發紺、潰瘍、靜脈曲張、水腫、盜汗？間歇性跛行？ • 觸診肢體溫度是否冰冷？動脈搏動是否正常、減弱或過強？有無淋巴結腫大？
腸胃系統	• 詢問患者平日攝食情形，有無食慾改變、噁心嘔吐、腹痛腹脹、胃食道逆流、腹瀉便祕、黑便、血便、痔瘡等？ • 視診腹部外觀是否異常突出、變色、疤痕、皮疹或搏動？ • 聽診腸音頻率，有無血管嘈音、腹膜摩擦音？ • 叩診腹部濁音及鼓音範圍，評估器官大小及位置，闌尾炎、多囊性腎及肝腎移植後患者不得進行叩診與觸診 • 觸診是否肌肉僵硬、肝臟腫大、腫塊、壓痛（記錄壓痛位置、程度、有無反彈痛）或水波感（可能有腹水）
泌尿系統	• 排尿型態如何？有無頻尿、血尿、夜尿、尿失禁、尿瀦留？排尿時有無灼熱感、疼痛？ • 觸診左、右腎有無壓痛或腫大？ • 拳叩腰部是否疼痛？疼痛代表腎臟發炎或為肌肉骨骼問題

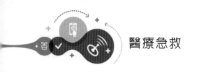

表 3-2　系統性身體檢查項目（續）

人體系統	評估內容
生殖系統	• 男性：生殖器有無分泌物、疼痛、腫塊、陰囊腫大，詢問有無疝氣、性功能障礙、性病？ • 女性：詢問月經史、有無經痛、懷孕生產史、性功能障礙、性病，生殖器有無分泌物、疼痛、腫塊、搔癢、異味？
肌肉骨骼系統	• 觀察行動步伐協調性、平衡、全身對稱性、脊椎與活動是否受限，有無肌肉萎縮、先天或後天的異常畸形、其他不適？ • 觸診檢查有無關節疼痛、僵硬、腫脹？ • 評估肌肉活動程度
神經系統	• 有無頭暈、肌肉無力或是末梢麻木感及昏倒經驗？ • 有無肢體不隨意動作、抽搐、麻痺，或曾罹患癲癇、癱瘓？ • 評估與肌肉張力、四肢感覺與運動、反射，如膝反射、跟腱反射、肱二頭肌反射、肱橈肌反射、肱三頭肌反射及其他異常徵象
內分泌系統	• 有無多吃、多喝、多尿、體重減少的糖尿病三多一少症狀？ • 是否感覺無法耐冷或耐熱？有無相關病史，如甲狀腺功能亢進、腎上腺疾病？
血液系統	• 有無輸血經驗、是否容易出血或瘀血？ • 是否有血液相關病史（如貧血），或服用抗凝血劑？

三、船上護理

　　良好的船上護理可以在疾病及外傷發生後，促進患者的康復速度，減少死亡風險。想要提供患者一個安適的照護環境，首先必須準備溫度適宜、清潔、安靜的環境，同時照護人員必須密切關注患者的生命徵象、精神變化、進食情形，尤其船舶搖晃，身體虛弱、行動障礙或意識不清的患者容易摔下床或跌倒，必須注意預防跌倒，同時詳細記錄患者每天的病情變化。

（一）生命徵象

照護患者時，首先最基本的就是早、中、晚各一次測量患者的體溫、脈搏、呼吸及血壓等生命徵象，以了解患者的健康情況，才能作為醫療及護理處置時的參考依據，尤其照護嚴重患者時，更需要密切關注（每 2~4 小時一次）生命徵象（表 3-3），以掌握病情變化。

1. 體溫：使用耳溫槍時要注意患者耳道是否清潔，套緊耳溫套後，將患者耳朵輕輕向上向後拉，使耳道變直，再進行測量（圖 3-6）。

2. 脈搏：以食指、中指、無名指觸摸橈動脈測量脈搏，脈搏規則者測量時間為 1 分鐘或 30 秒×2，心律不整者應測量滿 1 分鐘。

3. 呼吸：脈搏測好之後，手指繼續觸按於橈動脈上，觀察患者胸部起伏，藉此測量呼吸次數。

4. 血壓：目前臺灣已全面禁止水銀血壓計的製造及進口，因此測量血壓時主要以電子血壓計的操作為主（圖 3-7），其步驟如下：

    (1) 測量時採平躺或坐姿，將患者手臂放在桌上，與心臟同高，不可雙腳交疊翹二郎腿。

    (2) 衣服太緊時會影響血流造成誤差，必要時可暴露患者手臂，但不可直接把長袖捲起。

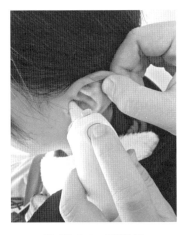

◉ 圖 3-6　耳溫槍

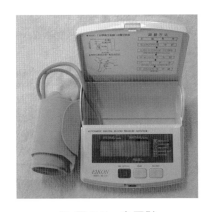

◉ 圖 3-7　血壓計

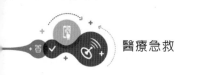

(3) 將壓脈帶下緣纏繞於肱關節上方約 2.5 公分處，控制壓脈帶鬆緊度約在 1~2 指可進出的範圍，綁太緊血壓會偏低，綁太鬆血壓則會偏高。

(4) 按下測量按鈕，等待壓脈帶充氣，並記錄血壓數值。

表 3-3 生命徵象正常值與異常

項　目	正常值與異常	項　目	正常值與異常
體溫	・ 口溫、耳溫：36.5~37.5°C ・ 腋溫：36~37°C ・ 肛溫：37~38°C ・ 額溫：36~37.5°C	呼吸	・ 正常：12~20 次／分 ・ 呼吸過緩：＜10 次／分 ・ 呼細過速：＞24 次／分
脈搏	・ 正常：60~100 次／分 ・ 心搏過速：＞90~100 次／分 ・ 心搏過緩：＜50~60 次／分	血壓	・ 正常：120/80 mmHg ・ 高血壓：＞130/80 mmHg ・ 低血壓：＜100/60 mmHg

（二）病床鋪設

備好枕頭套、床單、被子及被套，整理臥鋪時，如果患者在床上無法起身，應小心抬起患者頭部，移除枕頭及枕套，協助患者翻身至床的一側，騰出一半床鋪空間，捲起一半的舊床單塞在患者身後，鋪上一半新的床單，再協助患者翻身至床的另一側，移除另一半的舊床單，同時將新床單鋪整齊。鋪好後床面應平整、清潔，床上用品應經常更換，對於大小便失禁的患者，可以在床上鋪設防水布或橡膠墊，以免弄髒床榻。

（三）床上沐浴

準備澡盆、毛巾、沐浴乳或肥皂，將臉盆裝水至六分滿，水溫大約 41~43°C 左右，可以先用手腕試水溫，水溫不可以太燙，以免燙傷。照護人員將毛巾沾濕擰乾後，依序清潔患者臉部、上肢、胸腹部、下肢、背部、下腹部。進行床上沐浴時要注意保暖（可以大毛巾或棉被覆蓋身體），沐浴完要協助患者更換衣物。

（四）背部護理

準備澡盆、大毛巾、小毛巾、沐浴乳或肥皂，將大毛巾覆蓋於患者前胸再協助其翻身，脫去患者衣服，並注意保暖；水溫測試過後，照護人員將小毛巾沾濕後擰乾包裹在手上，依頸部、肩部、背部、臀部的順序清潔患者整個後背。同時照護人員可為患者進行背部按摩，以促進患者血液循環、幫助肌肉放鬆，按摩時先將乳液倒在手掌心，再平均塗布於患者背部，以揉捏、按撫、指壓、叩擊等方式，每種方法來回 3~5 次進行按摩。

（五）冷熱敷

◎ 冷敷

冷敷可以緩解疼痛、降低肌肉痙攣、減少出血、降低體溫、減輕燒傷對組織的傷害等。冷敷大多是將水與冰混合後使用，最少敷 10 分鐘，最多敷 20~30 分鐘，中間休息 30~60 分鐘，才能繼續冷敷，若冷敷過程中發現患者皮膚蒼白或主訴麻木，必須立即暫停冷敷，以避免組織傷害，造成凍傷（表 3-4）。

冷敷可以分為乾冷法和濕冷法兩種，濕冷的穿透力雖較乾冷強，但造成組織損傷的可能性也較高。

◎ 熱敷

熱敷的目的是緩解疼痛、增加血流、加速發炎過程、緩解肌肉痙攣、減輕關節僵硬、升高體溫等。和冷敷相同，熱敷也可分為乾熱法及濕熱法兩種，由於乾熱的穿透力不若濕熱強，因此使用乾熱時通常會給予較高的溫度，但以不超過 50°C 為限，溫度太高可能會造成燒燙傷。而熱敷的安全時間大約為 3~30 分鐘，30 分鐘後就應休息，使組織恢復正常溫度（表 3-4）。

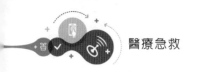
表 3-4　冷熱敷的方法

項 目		說 明
冷 敷		
乾冷法	冰枕、冰袋	冰枕常用於發燒者，使用時不能將冰枕或冰袋直接貼於皮膚，需先以枕套或毛巾包裹後才能使用，以免造成組織傷害
	低溫毯	常用於降低中暑等高燒者的體溫、減輕燒傷、癌症等難以處理的疼痛，使用前要先評估患者循環系統的狀況，若循環不良，很容易造成組織損傷，需特別小心
濕冷法	濕冷敷	用於急性發炎或腫脹，如眼睛損傷、扭傷等。以紗布或毛巾泡在冰水中，扭乾後敷在皮膚上
	冰敷	將碎冰包在濕毛巾中，直接敷在皮膚上
	冷水浸泡	損傷發生後，將身體受傷部位浸泡於冷水中，持續約 20~30 分鐘，以減輕出血與腫脹
熱 敷		
乾熱法	熱水袋	水溫大約控制在 46~52°C，虛弱或意識不清者水溫為 40.5~46°C，使用時注意熱水袋有沒有水滲透出來，以免造成燙傷
	暖暖包	暖暖包通常可維持熱度 30 分鐘到數小時不等，溫度介於 37~46°C 左右，適合短期使用，使用前應詳閱說明書，避免長時間使用或直接碰觸皮膚，以免造成燙傷
	電熱毯	使用時間約 20~30 分鐘，通常電熱毯都有低、中、高溫可以控制，中溫約 46~52°C 左右，一般設定低溫即可
濕熱法	濕熱敷	常用於促進血循、化膿和傷口癒合，減輕水腫，促進舒適。使用時以毛巾浸泡於熱水中，擰乾後敷在欲濕敷的部位
	熱水浸泡	將身體部位浸泡於溫水中，目的是協助清潔傷口、促進化膿、增加身體特定部位的血液循環等，一般浸泡時間約為 15~30 分鐘，水溫 41~43°C

（六）傷口護理

一般傷口換藥步驟如下：

1. 移除舊敷料，若膠布與皮膚沾黏太緊，不易撕除時，可使用生理食鹽水沾濕膠布，再輕輕撕下。

2. 以沾有無菌生理食鹽水的棉枝從傷口中央由內往外環狀擦拭，擦拭範圍需大於傷口外緣 5 公分，且不可以來回擦拭，以避免感染。擦拭完一圈之後棉枝就應該丟棄，不能重複使用。

3. 以沾有優碘的棉枝依同樣方法環狀消毒至傷口外緣 5 公分。

4. 等待約 30 秒，待優碘乾掉後，以沾有無菌生理食鹽水的棉枝再一次從傷口中央由內往外環狀擦拭，將優碘拭淨。

5. 覆蓋上無菌敷料（如紗布），敷料必須能完全覆蓋傷口，且大小要超過傷口邊緣 2.5 公分，敷料蓋上後就不能再移動，以免沾染未消毒部位的病菌造成感染。

6. 敷料以膠布固定，敷料上下兩側應密貼，以免細菌由沒貼緊的缺口進入傷口。膠布貼的方向應與身體動作方向相反，或與肌肉走向垂直，例如肘關節受傷時，膠布貼的方向應與肢體方向垂直，才能避免膠布在關節活動時鬆脫。

（七）餵食法

餵食時應採坐姿，以促進消化，並避免食物掉到呼吸道裡。對於能自行進食者，照護人員可從旁協助並觀察其進食情形；對於視力障礙、虛弱、無法自行進食者，應從健側餵食，以免嗆到。餵食時應等患者將食物嚼食吞下後，再餵下一口，過程中要同時觀察患者有沒有咳嗽、臉色變化的情形，有的話要立即停止餵食。

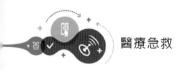

（八）口腔護理

協助昏迷不醒或虛弱的患者維持口腔清潔。以紗布包裹壓舌板，撐開患者唇齒，使用牙線剔除齒間食物殘渣，再用棉枝沾漱口水清潔牙齒及舌頭，並視患者情況協助以吸管漱口，最後塗抹凡士林或護唇膏於嘴唇上，以預防嘴唇乾裂。

（九）痰液、排泄物、嘔吐物觀察

◎ 痰液

留意患者痰液的量、顏色、性狀、氣味等特徵，評估是否有呼吸道感染或其他疾病。常見痰液顏色變化如下：

1. **黃綠色**：可能有化膿性炎症，如慢性支氣管炎或肺炎。

2. **綠色**：可能是肺膿瘍。

3. **鐵鏽色**：可能為肺炎鏈球菌感染造成肺炎、肺壞疽。

4. **鮮紅色**：代表痰液含鮮血，可能為肺結核、肺癌、肺栓塞或創傷出血。

5. **粉紅色泡沫痰**：可能為急性肺水腫。

6. **黑色**：可能是吸入煙霧或灰塵很多的空氣。

◎ 尿液

藉由觀察患者尿液性狀，可評估其泌尿系統功能。

1. **顏色**：正常為淡黃色，其他異常如下：
   (1) 深黃色：脫水、喝水太少造成尿液濃縮，或肝功能不良等。
   (2) 黃色：服用維生素 B 群。
   (3) 非常淡黃色：水喝太多造成尿液稀釋。
   (4) 橘色：可能是服用藥物所致。
   (5) 暗紅色或煙霧狀：可能為上泌尿道出血。
   (6) 紅色：可能為下泌尿道出血。

2. **氣味**：新鮮尿液有芳香味，放久了後則會有一股氨味，即尿騷味。若是尿液散發臭味則可能是泌尿道感染；有水果味代表尿液裡有酮體存在，為糖尿病酮酸中毒徵兆；有一股霉味則可能是吃了大量的蘆筍所致。

3. **外觀**：正常為澄清狀，尿液混濁可能是泌尿道感染，呈乳糜狀則是念珠菌感染。

◎ **糞便**

觀察患者糞便的型態，有助於了解其腸胃道健康狀況。

1. **形狀**：正常為圓柱狀，細長狀的糞便代表可能有直腸阻塞情形。

2. **質地**：過於乾硬代表腸蠕動減慢，鬆軟、稀疏代表腸蠕動過快。

3. **氣味**：正常來說應該只有微臭，極惡臭是蛋白質未消化完全而腐敗所致；腐敗臭是感染、出血所致；酸腐臭是脂肪酸、醣類未消化完全所致。

4. **顏色**：正常呈黃棕色，呈灰白色代表可能膽道阻塞缺乏膽汁：黑色可能是服用鐵劑或上腸胃道出血（如胃出血）；紅色是下腸胃道出血或食用大量含色素的食物，如火龍果。

5. **次數**：正常人一天 2~3 次，也可能 2~3 天一次，依人而定。次數增加代表感染、腹瀉；次數減少代表便祕、腸道阻塞。

◎ **嘔吐物**

若嘔吐物顏色為黃綠色，代表胃液中含膽汁，可能是腸道阻塞所致；嘔吐物為咖啡色，可能為上腸胃道出血，常見原因如消化性潰瘍。

（十） 制動患者護理

虛弱、腿部骨折或喪失意識的患者，會因為活動耐力、肌肉收縮能力或意識的改變而被迫躺床，無法自行活動，需要他人照顧日常，不活動久了便可能出現各組織與器官的合併症，影響健康，例如壓傷、關節攣縮與肌肉無力。

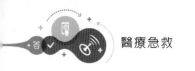

◎ 壓傷

即俗稱的壓瘡（褥瘡），因長時間臥床，皮膚與床面所產生的壓力、摩擦力與剪力影響組織血液供應，阻斷細胞養分及氧氣的供給來源，一開始只是局部皮膚發紅、破皮、潰瘍，最後甚導致皮下組織或肌肉層壞死（圖 3-8），最嚴重者傷口深可見骨。為避免壓傷的產生，照護時必須減少患者皮膚受壓，如每 2 小時翻身一次、保持床單整平，及患者衣物避免皺褶、協助活動關節，或使用枕頭作為支托，減緩組織受壓缺氧。若患者情況允許，應鼓勵盡早下床活動。

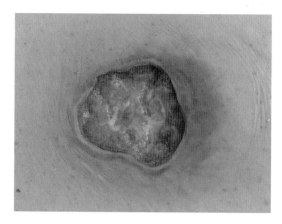

❷ 圖 3-8　壓傷傷口

◎ 關節攣縮與肌肉無力

肌肉的強度是靠活動時不斷收縮所鍛鍊，長時間不活動不但會造成肌肉萎縮，連帶會使關節被固定在某一個位置太久，形成造成關節攣縮，導致疼痛、活動力受限，或垂足、垂腕、髖關節外展等情形，影響患者後續日常生活、站立與行走功能。為預防這種情形，除了利用輔具當作支托，減少關節攣縮變形之外，照護人員應每天 2~3 次，協助患者全關節活動，每個關節、每個動作操作大約 5~10 次，由軀體近端關節開始，至遠端關節，但不能超越正常關節的活動度，如果患者表示疼痛或是感到關節活動能力受阻，則不可勉強。

學習評量

1. 下列哪個病歷資訊屬於患者的基本資料？(A)「我覺得腰疼」 (B)五年前曾經落海 (C)我叫巴其 (D)爸爸、爺爺有高血壓。

2. 巴其落海被救起之後，一個孤冷冷躺在病床上心裡特別孤單、寂寞覺得冷，連體溫都低，船醫幫他想了幾個升高體溫的方法，請問下列何種方法可行？(A)泡在冷水裡 (B)給他熱水袋外加一杯熱可可 (C)請他喝芭樂檸檬、正常冰 (D)輕聲鼓勵溫暖他的心扉。

3. 騙人布主訴他心臟怦怦跳、腹瀉不停、全身發冷發抖、咳血不斷，整個人都不好了，喬巴醫生聞訊後趕緊攢著醫藥箱前來看診，從下列何種徵象可以推測騙人布大概是裝病？(A)肺部叩診反響音且呼吸平順 (B)聽診心音不規則且心搏過速 (C)四肢冰冷、潮濕，且指尖發紫 (D)聽診腸蠕動音過快。

4. 承上題，騙人布表示：「我呸，竟然說我裝病！」結果咳出一口粉紅色泡沫痰，請問這是何種疾病的徵兆？(A)急性肺氣腫 (B)肺炎 (C)肺出血 (D)急性肺水腫。

5. 根據下列敘述，可知哪一個人有黃疸？(A)荷馬：臉色、鞏膜、全身都黃 (B)哆啦Ａ夢：吐了一地的黃綠色嘔吐物 (C)阿銀：大便呈黃棕色 (D)胖虎：今天尿液顏色特別淡。

解答 1.(C) 2.(B) 3.(A) 4.(D) 5.(A)

MEMO /

04 Chapter 消毒

一、概論

　　船舶為相對密閉的環境且活動範圍小，船員間的接觸頻繁，一旦發生傳染病，極易引起流行；然而，20 世紀後隨著市場經濟發展及船舶自動化程度的提高，為追求經濟效益，各國航運公司都縮減了遠洋船舶上的人員編制，漸漸不聘請專職船醫，僅有客輪，為保障旅客的健康和順利完成載客任務，仍設有船醫。一般來說，實施預防感染工作的角色應由專業人員執行，但因前述提到的人員縮減，可能會面臨到無船醫的問題，故船員必須增進個人對「感染控制」的知識，以期維護身體健康及航程順遂。

　　生活環境中四處皆潛伏著致病菌，可能導致人們產生疾病。致病菌藉由各式傳播途徑傳播，但要造成感染，則必須包括感染原、傳染窩、傳染窩的出口、傳染途徑、易感性宿主的入口及易感性宿主等六個因素。此種傳播的過程，稱之為「感染鏈」（圖 4-1）；感染是一個連續的過程，若要遏止感染的傳播，只須中斷感染鏈的任何一部分，即可達成目的。

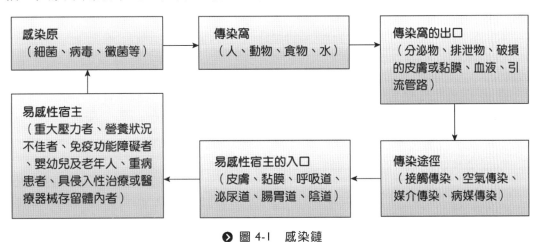

> 圖 4-1　感染鏈

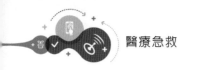
二、清潔、消毒與滅菌

　　為避免感染，應依物品器械與組織黏膜接觸程度的差異，採不同層級的清潔、消毒、滅菌處理，減少致病菌的數量及降低其毒性，以便有效管制感染原。

（一） 清潔

　　清潔可去除微生物至最少程度，意即去除肉眼可見的異物，減少物品表面的微生物；亦能延長器具的使用壽命，並有助於在消毒、滅菌的過程中更完全。其方法及原則如下：

1. 可重複使用的物品在消毒或滅菌前，應先清洗乾淨，去除殘留於表面的有機物質，如血漬、黏液、化學殘留物等，以協助有效且完全地消毒或滅菌。

2. 清潔金屬類物品時，建議勿使用鋼絲刷避免磨損，可以軟毛刷替代；清洗後應立即擦拭以防生鏽。

3. 具有絞環、卡鎖的器械，清潔時須將能分離的部分分開，以免有機物質積存於上，有利清洗。

4. 橡皮類物品用冷水清洗後於陰涼處晾乾，避免橡皮龜裂，並應注意內部是否有發生粘連情形。

5. 清洗用的水，建議使用蒸餾水，以防腐蝕器具；水溫應低於 45°C，以免蛋白質凝結。

6. 以清潔劑洗滌後，須以流動水再加強沖洗，以期完全去除殘留的清潔劑。

7. 剛沾染到的血漬，可用冷水或氨水去除；舊血漬可用雙氧水(H_2O_2)去除。

8. 去除膠布痕跡可用乙醚或石油苯清(Benzine)。

9. 有傳染性的布單、器械隔離包裝後，必須先消毒再行清洗。

10. 傢俱和地面應以濕布及濕拖把擦拭，以免塵埃飛揚；如有血液或分泌物汙染，應用漂白水（次氯酸鈉）溶液拖地。

（二）消毒

係指利用物理或化學方式，殺滅病原微生物的方法，但無法殺滅濾過性病毒和芽孢；其中包含化學消毒劑、抑菌劑和物理消毒法：

1. 化學消毒劑

使用化學製劑採塗抹或是浸泡方式，以達到抑菌或殺菌效果，而化學消毒劑的作用常受下列因素影響：

(1) 時間：消毒時間越長，殺菌程度越高。

(2) 濃度：通常消毒劑濃度越高，效果越佳，但酒精為例外，70~75%的酒精消毒效果會較 95%的酒精好（因 95%酒精會使細菌細胞脫水，讓細菌表面的蛋白質凝固形成硬膜，而阻止酒精滲入）。

(3) 溫度：須注意不可超過消毒劑所能承受的極限，以免其分解或蒸發。

(4) 物品清潔度：若物品表面不清潔，會影響消毒劑和微生物接觸，使殺菌效果減低。

(5) 微生物的數量及種類：微生物數量越多越難殺滅；其殺滅的難易度，由簡至難為：細菌繁殖體、黴菌及親脂性病毒、結核桿菌、親水性病毒、芽孢。

化學消毒劑的選擇原則、分類和常用種類於以下分述：

(1) 選擇原則：效果快、不具刺激或腐蝕性、揮發性、穩定、價格低廉、方便操作。

(2) 分類：

A.低程度消毒劑：可殺滅細菌繁殖體、部分黴菌和親脂性病毒。消毒時間約 10 分鐘。

B.中程度消毒劑：可殺滅細菌繁殖體、部分黴菌、結核菌、部分親水性及親脂性病毒。

C.高程度消毒劑：可殺滅細菌繁殖體、黴菌、病毒、結核菌及部分芽孢。消毒時間至少約 20 分鐘。

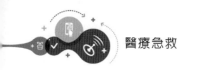

(3) 常用種類：詳見表 4-1。

表 4-1　常用化學消毒劑

種類	作用機轉	使用濃度及應用	特性	注意事項
氯化合物	致微生物蛋白質及核酸產生氧化作用	氯胍(Chlorhexidine Gluconate, CHG)：如 Hibiscrub、克菌寧 ・0.5%：用於乾洗手 ・2~4%：用於消毒完整皮膚	低程度消毒劑	無
四級銨化合物	破壞細胞膜通透性	・Zephiran：1:1,000 用於消毒皮膚、黏膜及環境表面，如傢俱、地板、牆壁 ・10% Antiseptol：1:100 用於皮膚、黏膜的消毒；1:100~400 用於消毒器械	低程度消毒劑、溫和不刺激	易受有機物（如肥皂、蛋白質等）影響其效果
酚類化合物	破壞細胞壁和細胞質的蛋白質變性	・來舒(Lysol)：1~5%用於一般環境消毒；10%用於排泄物和分泌物、傳染者使用過的器具 ・甲酚(Cresol)：1:40 用於消毒器械；1:100 用於消毒排泄物	低程度消毒劑	具腐蝕性；可能損害皮膚及黏膜，使用時須戴手套
氧化物	產生具破壞性的羥基 (OH) 自由基，破壞細胞膜脂質及 DNA	過氧化氫(H_2O_2)，即雙氧水： ・1%：漱口水 ・3%：用於去除血漬和環境表面的消毒 ・6%：用於軟式隱形眼鏡和器械的消毒	・1%和 3% 屬低程度消毒劑 ・6% 屬高程度消毒劑	對皮膚可能有損害
酒精	使微生物脫水及凝固，致使其蛋白質變性	・70~75%：用於消毒完整皮膚	中程度消毒劑；對受損皮膚或黏膜有刺激性	易受有機物影響

表 4-1 常用化學消毒劑（續）

種類	作用機轉	使用濃度及應用	特性	注意事項
碘化合物	使微生物蛋白質和核酸產生氧化作用	• 碘酒 (Alcohol Povidoneiodine)：10%用於消毒完整皮膚 • 優碘 (Aqueous Povidoneiodine Betadine)：10%用於消毒傷口	中程度消毒劑；對組織有刺激性及深染色反應	• 碘酒成分中含有酒精，具刺激性，故不用於傷口組織消毒 • 消毒皮膚時，塗抹完應等待至少兩分鐘，讓碘釋放

2. 抑菌劑

(1) 染料類：阻礙 DNA 複製，抑制細菌生長。其缺點為可能造成染色。

　　A. 龍膽紫(Gentian Violet)：即紫藥水；不可用於 G-6-PD 缺乏症（蠶豆症）患者，會導致其溶血，須特別注意。

　　B. 黃藥水(Rivanol)：具收斂作用，可作為蜂窩組織炎或靜脈炎的局部冷敷，但不可用於傷口上，以免感染。

(2) 重金屬化合物：

　　A. 紅汞：即紅藥水；汞離子與酶的硫氫基(SH)結合，使蛋白質凝固變性，達殺菌作用。往昔常用於皮膚及黏膜消毒，但因含重金屬汞，現已少用。

　　B. 硝酸銀：具殺菌和收斂作用，亦有促進細胞增生、去除肉芽組織使傷口癒合的效果。常用於預防新生兒眼部淋病雙球菌感染（1~2%硝酸銀眼藥膏）。

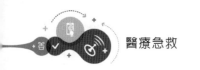

3. **物理消毒法**

(1) 煮沸法(Boiling)：為最簡單、經濟的消毒法，但僅能殺滅一般細菌，且尖銳物不適用。注意事項包含：

A. 物品應先清洗乾淨再入鍋煮沸；但傳染性患者用物，須「先煮沸消毒」再清洗。

B. 物品放置時不可重疊。

C. 煮鍋水須蓋過物品 1 吋以上，總水量不超過煮鍋的 2/3。另外，可在水中加入 2%碳酸鈉或 0.1%氫氧化鈉(NaOH)，能加強殺菌效果並縮短消毒時間（約 15 分鐘）。

D. 玻璃和陶瓷類物品用布單包裹好於冷水放入；橡皮和金屬類物品待水煮沸後再放入，防止沾黏和生鏽。

E. 水沸騰後才開始計算消毒時間；一般來說為 30 分鐘，但橡皮和玻璃類為 10 分鐘。

F. 器械消毒時加入少許醋酸，能避免鈣化物沉澱。

G. 消毒完畢後的物品，應使用無菌鉗夾取。

(2) 巴斯德消毒法(Pasteurization)：以 62°C 持續 30 分鐘，即能殺滅細菌繁殖體，此法常用於不耐高溫的飲品消毒，如乳製品、酒類、果汁等。此外，亦有「瞬間高溫消毒法」，也就是加熱至 130°C、2~3 分鐘，也具備相同效果。

(3) 流動蒸氣消毒法(Free Flowing Steam)：係利用水蒸氣於物體表面凝聚，釋放熱量殺死病原體；方法為以 100°C 的流動蒸氣，消毒 15~30 分鐘。常用於消毒便盆和餐盤。

(4) 紫外線消毒法(Ultraviolet Disinfection)：以 3,000~4,000Å 的波長進行消毒；但穿透力弱，故僅能照射物品表面，殺滅一般細菌。可分為下列兩種：

A. 日光照射：強烈陽光下照射 6~8 小時；常用於床褥、棉被、枕頭。

B. 人工紫外線：一般用於病房或傢俱表面消毒，消毒時間約莫 15~30 分鐘，使用時須注意眼睛和皮膚的保護。

（三）滅菌

係指利用物理或化學方法，殺滅物品上的所有微生物，包含芽孢及病毒，以達到無菌狀態。

1. **物理滅菌法**：如高壓蒸氣滅菌、乾熱滅菌法及伽馬射線滅菌法。

   (1) 高壓蒸氣滅菌法(Steam Sterilization or Autoclaving)：為醫院現今最常使用及最普遍的滅菌方法。其原理為利用一定的壓力所產生之飽和蒸氣的熱與濕度，致使微生物蛋白質產生凝結以及變性，以殺滅所有微生物；其滅菌的成效，則視壓力、溫度、持續時間、壓力鍋容積大小、蒸氣流動速度和密度等相關因素而定。

   A.適用物品：不會受濕熱損壞的物品及儀器設備；故部分非水溶性物質或不耐熱製品，如油脂類、橡膠或塑膠等，不可使用此方法滅菌。

   B.達滅菌效果之相關條件：

   (a) 壓力：須使滅菌鍋壓力上升到每平方吋 15 磅達 121.5°C 的溫度。

   (b) 溫度：通常於 121°C 時，即無任何微生物可以存活 15 分鐘以上。

   (c) 濕度：若濕度不足，熱穿透力便會不佳，造成消毒物品接受的熱量不均勻，故須達到足夠的飽和水蒸氣（100%相對濕度）才有滅菌效果。

   (d) 時間：溫度越高，則所需的滅菌時間越短，其相關性詳見表 4-2 和表 4-3。

表 4-2 高壓蒸氣滅菌法之滅菌壓力、溫度及所需時間

壓力（磅／平方吋）	溫度(°C)	時間（分鐘）
15	121	15
20	126	10
27	133	3

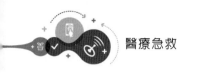

表 4-3　高壓蒸氣滅菌之物品種類與其滅菌壓力、溫度及所需時間

種類	壓力（磅／平方吋）	溫度(°C)	時間（分鐘）
橡皮類			15
小型器械包（6×6×10 吋／6 磅內）			30
大型器械包（12×12×20 吋／12 磅內）	15	121	45
500~1,000 c.c.溶液			30
1,000~2,000 c.c.溶液			45

C.注意事項：

(a) 用於包裝的包布，應使用耐久、不易染塵且能使氣體及蒸氣完全滲透之材質，如雙層棉布；每次使用完畢須清洗，以維持蒸氣穿透性，並延長包布的使用壽命。

(b) 不同性質物品不可包裹在一起，須分開包裝。

(c) 包裝後，外層貼上滅菌指示帶，並在指示帶上註明內容物和使用期限（滅菌日加 7 天）。滅菌指示帶塗有化學劑線條，隨滅菌時間，會漸漸自米白轉變為黑色斜條紋。

(d) 具吸水性之物品（如布料）應置於非吸水性物品上方，避免水滴滴落於吸水性物品上。

(e) 各滅菌包間，應以 1 吋（約 2.54 公分）的距離整齊排放，避免重疊；若須重疊，則採用一層橫、一層直的交叉放置方式，以便蒸氣通過。

(f) 小型物品置於上層、大型物品置於下層；溶液類建議與其他物品分開滅菌，若必須一同滅菌，則置於下層，避免滲濕其他物品。

(g) 含蓋的物品須將蓋子打開。

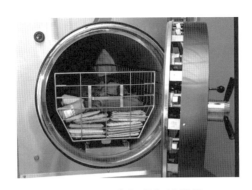

● 圖 4-2　高壓蒸氣滅菌鍋

(2) 乾熱滅菌法(Dry Heat Sterilization)：係利用熱空氣傳導，使微生物蛋白質凝固，以達滅菌效果。此法適用於無法被蒸氣透過，或是不耐水的物品，如粉劑、油劑、玻璃類、尖銳器械等。若要達到滅菌效果，因為乾熱較濕熱傳導差，故也須較高的溫度，滅菌時間也較長（表 4-4）。

表 4-4　乾熱滅菌法之溫度與滅菌所需時間

溫度(°C)	滅菌所需時間（小時）
121	12
141	3
160	2
170	1
180	0.5

(3) 伽馬射線滅菌法(Gamma Rays Sterilization)：伽馬射線(Gamma Ray, γ-Ray)因穿透力強，故可利用其電磁游離輻射，以達到滅菌效果；常使用於無菌醫療器材的滅菌，如空針、導管及敷料等，有效期限約 3~5 年。

2. **氣體滅菌法**：如氧化乙烯滅菌法和過氧化氫電漿滅菌法。

(1) 氧化乙烯滅菌法(Ethylene Oxide Gas Sterilization)：微生物一旦暴露於氧化乙烯(Ethylene Oxide, E.O.)的環境下，便會與 E.O.間產生烷基化反應，使得微生物細胞之「氫」被烷基取代，導致微生物無法進行複製與正常代謝，進而死亡，達到滅菌效果。常溫下為無色氣體，具有水果或

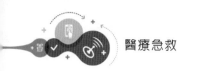

杏仁味,亦具毒性,且易燃、易爆,空氣中達 3%濃度便可燃燒。滅菌後依包裝材質不同,保存期限約半年～1 年。

A.適用物品:不耐高溫、高壓之物品,或是精密儀器;如光學儀器、內視鏡、橡膠類、塑膠製品、敷料等。

B.達滅菌效果之相關條件:滅菌濃度約 450~1,200 mg/L;相對濕度45~85%;溫度 37~55°C;時間 2~7.5 小時(依濃度、濕度及溫度而定)。

C.注意事項:

(a) E.O.對於人體健康危害甚鉅,其具刺激性,吸入後可能會引起噁心嘔吐、頭痛、呼吸困難或死亡;接觸皮膚則會產生水泡、凍傷或皮膚炎;接觸眼睛會灼傷。若長期慢性接觸,會損害神經系統、肝腎及致癌。

(b) E.O.對人體組織有毒性,滅菌後的物品需經長時間自然通氣或特殊排氣處理(室溫約 7 天,使用 50°C 之排氣鍋約 8 小時),以消除E.O.,才可安全使用。

(c) 若不慎接觸到皮膚或眼睛,須以大量清水沖洗 10~15 分鐘,而後盡快就醫;若不慎吸入則給予新鮮空氣或氧氣治療。

(2) 過氧化氫電漿滅菌法(Hydrogen Peroxide Plasma Sterilization):係利用真空狀態下發射高頻率能量,使過氧化氫(H_2O_2)激發成不穩定的 離子,並釋放出電磁場用以干擾微生物細胞膜、核苷酸及酵素,達到滅菌效果。H_2O_2 排出時,僅被分解成 H_2O 及 O_2,故無毒性,不會影響人體健康。

A.適用物品:可利用 E.O.滅菌之器材(大部分)、不耐熱塑膠製品、精密金屬器械、內視鏡等。

B.注意事項:

(a) 不可使用於超過 30 公分及直徑小於 0.6 公分的器材、可吸水材質(如棉織品、尼龍品、聚酯品)、含植物纖維製品(如紙、棉花、麻織品)、布單及液體。

(b) 不慎碰觸 H_2O_2 時,須以大量清水沖洗。

(c) 若受濕氣干擾，則滅菌過程立即被中斷，故只接受完全清潔及乾燥的物品；也就是物品滅菌前須先清潔、沖洗、乾燥後，再行包裝（須使用專用滅菌盤）。

3. **化學劑滅菌法**：如過醋酸液體滅菌法、活性戊乙醛滅菌法及甲醛滅菌法。

(1) 過醋酸液體滅菌法(Peracetic Acid Liquid Sterilization)：過醋酸(Peracetic Acid, CH_3COOH)為氧化劑，能破壞酶的硫氫基，使蛋白質變性；此法係利用過醋酸浸泡消毒，配合特殊滅菌程序進行滅菌，而其滅菌過程不會殘留會影響人體健康的物質，較為安全。

　　A. 適用物品：可用化學劑浸泡的診斷儀器與手術用精密器械，如腹腔鏡、胃鏡、大腸鏡及顯微鏡手術器械組。

　　B. 達滅菌效果之相關條件：溫度維持在 50~55°C，時間約 12 分鐘，再經 4 次無菌水清洗，全程約莫 30 分鐘。

　　C. 注意事項：

　　(a) 過醋酸會破壞金屬光澤，故不適用於鋁製品或鋁合金製品。

　　(b) 在浸泡前滅菌物品須先清洗乾淨。

　　(c) 一個滅菌週期只能處理一支內視鏡或其他少量物品。

(2) 活性戊乙醛滅菌法(Glutaraldehyde Sterilization)：目前在醫療院所最常使用的為 2%鹼性戊乙醛(Glutaraldehyde)溶液，也就是 Cidex；其次為戊乙醛加入鹼性活化劑〔0.3%重碳酸鈉($NaHCO_3$)〕而成的。其作用在酶的硫氫基，使蛋白質凝固，喪失複製 DNA 的能力而死亡。

　　A. 適用物品：用於不耐熱或無法使用 E.O.滅菌的物品，如內視鏡、麻醉用器材、呼吸治療裝置（氣管內管）、聚乙烯管、橡皮管和導管等。

　　B. 達滅菌效果之相關條件：20°C 戊乙醛浸泡 20 分鐘以上，便可達高程度消毒。如 Cidex 於室溫下浸泡 10 分鐘達消毒作用，若浸泡時間達 1 小時，則有滅菌作用。

　　C. 注意事項：

　　(a) 浸泡前須確實將物品洗淨，去除表面有機物。

　　(b) 若消毒物品為管腔類，浸泡時管腔內需充滿溶液。

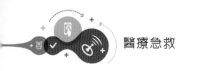
(c) 因具腐蝕性，浸泡過久內視鏡可能會受損。

(d) 滅菌過程可能會殘留毒性，故滅菌後的物品，必須以無菌蒸餾水徹底沖洗乾淨再使用。

(e) 有刺激性，吸入可能引起喉部及肺部刺激（咳嗽、胸悶、氣喘）或頭痛；對於眼睛和皮膚也具刺激性。

(f) 有效期限內可重複使用，其滅菌效果相同。

(3) 甲醛滅菌法：甲醛(Formaldehyde)，即常見之福馬林(Formaline)，與乙醛相同，作用於酶的硫氫基，使蛋白質凝固，喪失複製 DNA 的能力。濃度 5~10%用以消毒器械、血液透析器及保存標本；而浸泡於 8~20%濃度中 18 小時，能達滅菌效果。對眼、鼻及呼吸道有刺激性、對組織有毒性，故不可做為皮膚消毒使用。

三、船舶的消毒與滅菌

現代因科技和衛生的蓬勃發展，已有拋棄式的各樣無菌性醫療用物可供大量使用，故船員已不太需要自行於船上對醫療用品執行消毒與滅菌，但致病原微生物對環境的污染十分廣泛，所以仍須在一般衛生的基礎上，對重要傳播媒介執行消毒或滅菌，防止傳染病發生或傳播。此外，若停泊港口有疫情發生，也必須視情況加強消毒。

於前文中已有詳細介紹各類消毒與滅菌方法，故下列將針對船舶需要消毒與滅菌的狀況做簡要說明。

1. **餐具**：船上雖進行分餐制，但餐具為共用，故餐盤、食具等用品應確實消毒，以免成為腸胃道傳染病之媒介。一般使用流動蒸氣消毒法和煮沸法。

2. **手部**：洗手是最簡單，且最能有效預防、控制微生物傳播的方法；船員間除日常生活的接觸外，亦可能透過觸碰扶梯或艙門等傳染疾病，故應經常執行手部衛生，方可有效預防感染。建議每次洗手時間至少維持 10~15 秒，如此，才能將皮膚上暫存性的細菌除去，但若手部骯髒，洗手時間則需更長，約 1~2 分鐘。

3. **空氣**：船上對於空氣的預防性消毒，是以通風為主；而房間、餐廳及廚房等地方的消毒，可使用紫外線消毒法。

4. **環境**：針對船上公共區域及常被接觸的物品（把手、餐桌、椅子等），至少每週一次以消毒溶液擦拭，如 1~5%的來舒消毒液。

四、船舶用水

水是維持生命的必要條件。船員除了正常生理需求外，因經常處於高溫環境下工作，出汗量大，故身體對於水分的需求亦會增加；此外，因大量出汗，為保持清潔，減少皮膚疾病的發生，洗滌用水需求也會增長。水在航程中是不可或缺的，應加強重視船舶用水管理，以保障船員健康。

（一）船舶供水問題

船舶因航程長短不一，且用途、噸位大小的不同，其裝載的淡水量也有所不同，如貨船在考慮裝載貨物能力的同時，也需要保證航速和續航力，加上成本和經濟考量（船上裝載的淡水費用較陸地為高），有時淡水會供應不足。

航行中所供應的淡水，主要來自於出航前在碼頭所裝載的自來水，其儲存的淡水艙，可能會因貯放時間較長而造成水質變質，細菌指標出現一定程度的惡化。其相關因素包括：

1. 使用前水艙未清潔乾淨。

2. 裝載前，剩餘的水未排放乾淨，新、舊水混雜。

3. 水艙溫度過高，通氣差。

4. 貯放過久，水中餘氯消失等。

水艙中的水存放一段時間後，若無執行定期消毒，水中餘氯便會逐漸消失，使原本受抑制的細菌開始繁殖，日後更造成水中有機物產生腐敗、分解，污染水質。

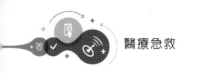
（二）船舶飲用水的衛生要求

　　裝載飲用水的淡水艙應為專用，內壁採防鏽處理，注意不可使用含苯類等有毒物質作為塗料，以免污染水艙、毒化水質，可用水泥漿或淡水漆等無毒性溶出物之防鏽塗料；其設置位置須遠離熱源，以減少溫度對水質的影響，並與盛裝其他液體的艙櫃（如生活用水艙及污水艙等）嚴格分開，各艙之間隔材料不可滲水。而飲用水艙和透氣管的結構，亦須嚴防老鼠、海水或髒物進入。飲水注入管須高於甲板 400 mm 以上，注水完畢後應立即封蓋；禁止將管路設置在易積水的艙面上。

　　飲用水必須按照「飲用水管理」要求，定期採樣送檢，以了解飲用水品質；若航程較長，為維持水質符合飲用水管理要求，可定期使用小劑量常氯量消毒法，方法如下：每兩週每噸水加 3 克漂白粉（有效餘氯含量 56%以上）一次，讓藥劑與飲用水充分接觸，30 分鐘後即可飲用。

（三）船舶供水量

　　依據船員工作的特點，每人每日的用水量不定，但基本不少於 30 公升，其中，飲用水約占 10 公升、生活用水占 20 公升，且於夏季或熱帶區域航行時，視情況還應酌量增加，儲備的水量可由此估算。

學習評量

1. 關於「清潔」的敘述，下列何者正確？(A)去除肉眼可見的異物，減少物品表面的微生物 (B)建議使用食鹽水清潔 (C)金屬類應使用鋼刷清潔 (D)橡膠類物品使用熱水清潔。

2. 關於「消毒」的敘述，下列何者為非？(A)利用物理或化學方式，殺滅病原微生物的方法 (B)無法殺滅濾過性病毒和芽孢 (C)包含化學消毒劑、抑菌劑和物理消毒法 (D)酚類化合物如來舒，性質穩定，使用時不需戴手套。

3. 關於「滅菌」的敘述，下列何者為非？(A)利用物理或化學方法，殺滅物品上的所有微生物，包含芽孢及病毒 (B)包含物理滅菌法、氣體滅菌法及化學劑滅菌法 (C)甲醛因不具刺激性及毒性，故可用於消毒皮膚 (D)高壓蒸氣滅菌法為醫療院所最常見且普遍使用的滅菌方法。

4. 關於船舶消毒的敘述，下列何者為非？(A)洗手是最簡單，且最能有效預防、控制微生物傳播的方法 (B)餐具不須特別消毒，清潔即可 (C)餐廳與廚房可採用紫外線消毒法 (D)常被接觸的物品至少每週一次以消毒溶液擦拭。

5. 關於船舶飲用水的敘述，下列何者為非？(A)裝載飲用水的淡水艙應為專用，內壁採防鏽處理 (B)飲用水必須按照「飲用水管理」要求，定期採樣送檢 (C)飲用水艙設置位置須遠離熱源，以減少溫度對水質的影響 (D)水中餘氯消失無任何影響。

解答 1.(A) 2.(D) 3.(C) 4.(B) 5.(D)

MEMO

05 Chapter 創傷與止血

創傷(Trauma)是指人體因外力作用而造成皮膚或軟組織的傷害，如跌倒、穿刺傷等，常會導致出血或感染，嚴重者甚至可能危及生命，因此創傷的處理及止血工作在急救中是很重要的一環。

一、創傷

（一） 創傷的種類

1. **閉鎖性創傷(Closed Trauma)**：皮膚表面完整，但是下層的軟組織受到傷害，通常是由墜落、鈍器或其他外力撞擊所造成，如挫傷、拉傷、脫臼、扭傷等。受傷部位皮膚沒有傷口，組織的傷害卻會造成皮下微血管破裂、出血而產生瘀青或血腫，嚴重的話可能導致器官受損、內出血而危及生命。

2. **開放性創傷(Opened Trauma)**：皮膚及皮下組織的完整性遭到破壞，皮膚表面有可見的傷口，其種類詳見圖 5-1、表 5-1。

表 5-1　開放性創傷

類型	原因	風險
擦傷	皮膚與粗糙的物體摩擦或和鈍器撞擊，造成表皮或部分真皮受損，如跌倒、摔倒	傷口淺，出血量不多，傷口可能有砂礫、石子等汙物，須清洗傷口以防感染
撕離性創傷	整塊皮膚遭巨大外力扯離，如耳朵因刀傷而撕離	傷口不規則，組織受損，疼痛嚴重，須盡早清創縫合
斷裂傷	身體的一部分組織或肢體因外力而脫離身體，如爆炸造成手指、四肢斷裂，或動物咬傷	傷口不規則，疼痛及出血相當嚴重，必須立即止血

55

表 5-1　開放性創傷（續）

類型	原因	風險
切割傷	鋒利的物體劃開皮膚組織，如刀傷、玻璃、紙片割傷	傷口平整，可能切開血管造成大出血，深一點的傷口可能損害神經、肌肉、肌腱
撕裂傷	皮膚及皮下組織不規則遭外力撞擊而裂開，如機器、木頭撞擊	傷口不規則，癒合不易，易有疤痕組織，出血較少，常遭到感染
穿刺傷	尖銳的物體插入皮膚所導致，形成窄而深的傷口，如遭釘子、叉子刺到	傷口較小，出血量不多，深一點的傷口可能傷及組織深部或器官，造成感染、破傷風
穿透傷	身體組織造尖銳物穿透，如槍傷，射入時傷口小，但穿出時可能造成更大的傷口	傷口小，可能穿透大血管造成嚴重出血，或內臟器官破裂而引發嚴重合併症，須盡速止血就醫
開傷性骨折	骨骼、肌腱因外力巨大的撞擊而斷裂、外露，如墜落、遭機器捲壓，通常發生於下肢	傷口暴露於環境，容易造成感染，骨骼、神經、血管的斷裂可能影響循環，傷口癒合不易，嚴重者甚至須截肢

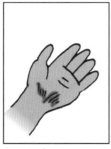
1. 擦傷

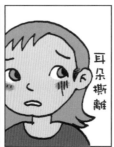
2. 撕離性創傷

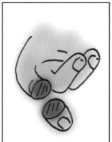
3. 斷裂傷

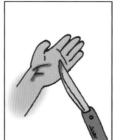
4. 切割傷

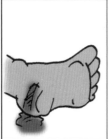
5. 撕裂傷

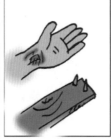
6. 穿刺傷

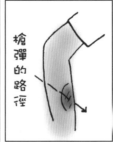
7. 穿透傷

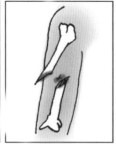
8. 開放性骨折

❷ 圖 5-1　開放性創傷

（二）一般創傷急救處理

由於創傷可能引起組織受損、出血、感染，施予正確的急救處理，才能減少傷害擴大，加速復原時間。

1. **挫傷或扭傷**：基本處理原則為 "PRICE"（圖 5-2）。

    (1) **保護(Protect, P)**：將受傷的部位保護好，減少傷害或惡化。

    (2) **休息(Rest，R)**：讓傷者多休息，不要隨意移動傷者，並限制受傷部位活動。

    (3) **冰敷(Ice, I)**：受傷後立即開始冰敷，可達到減少腫脹、緩解疼痛的效果。冰敷時間以 15~20 分鐘為限，每次間隔 1~2 小時，持續 1~2 天。

    (4) **壓迫(Compression, C)**：以彈性繃帶由遠端至近端的方式包紮傷肢，局部加壓止血，要注意肢體遠端血液循環狀況，繃帶纏繞的鬆緊度要適中。

    (5) **抬高患部(Elevation, E)**：受傷後 24 小時內盡量將傷肢抬高於心臟，藉此促進淋巴及血液回流，減輕傷肢腫脹。

2. **擦傷**：使用生理食鹽水或冷開水將傷口的砂礫、小石子等汙物清洗乾淨，棉棒沾取優碘環狀消毒傷口後，大傷口可用敷料包紮固定。

3. **穿刺傷**：去除蓋在傷口上的衣物，檢查穿刺物是否斷裂或破損留在傷口中，不要試圖移除穿刺物，以免導致嚴重出血，小的傷口可以進行清潔、消毒，並以敷料覆蓋或包紮（圖 5-3）。

4. **斷裂傷**：斷肢會造成大出血，應先暢通呼吸道，設法止血（圖 5-4），再將斷肢包好裝袋，浸泡在冰水中，盡速將斷肢與傷者一起送醫縫合（圖 5-5）。

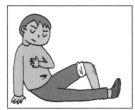 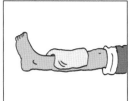 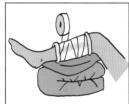 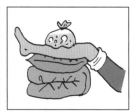

1. 休息　　2. 冷敷　　3. 局部加壓　　4. 抬高傷肢

❷ 圖 5-2　挫傷或扭傷原則

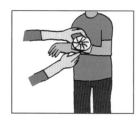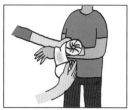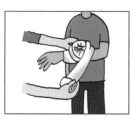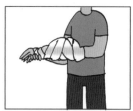

> 圖 5-3　穿刺物包紮法

傷肢的止血

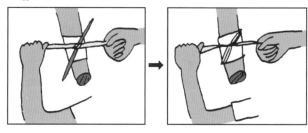

> 圖 5-4　傷肢止血方法

截肢處理的流程

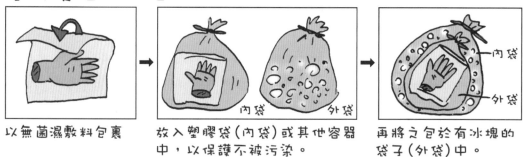

以無菌濕敷料包裹　　放入塑膠袋（內袋）或其他容器　　再將之包於有冰塊的
　　　　　　　　　　中，以保護不被污染。　　　　　袋子（外袋）中。

> 圖 5-5　斷肢的處理流程

二、出血

　　創傷常合併出血(Bleeding)，因此出血的處理是創傷急救很重要的一個步驟。

（一）出血的類型

出血就是血管中的血液因外力傷害流到血管外，出血的類型可分為：

1. **內出血**：身體內部組織或器官受到外力撞擊而受損、出血，血液停留在體內不流出，可藉由觀察傷者是否咳血、吐血、臉色蒼白、四肢發冷、胸腹部不明瘀青、血腫或疼痛等徵兆來判斷。

2. **外出血**：血液透過傷口流到體外，出血來源可能為：

   (1) **動脈出血**：外傷導致動脈破裂出血，動脈血為充氧血，血液呈鮮紅色，血流速度快，不易形成血凝塊止血，故出血量大，甚至會隨著脈搏呈噴射狀噴發出血，若不及時止血可能危及生命。

   (2) **靜脈出血**：靜脈血為缺氧血，血液呈暗紅色，血流速度較慢且平穩，雖然靜脈受損也會造成大出血，但是相較動脈而言較好控制，若不及時止血亦會危及生命。

   (3) **微血管出血**：從傷口緩慢滲流而出，血流速度緩慢，失血量少，通常可以透過自發性凝血而在短時間內止血，沒有失血危機，但要注意感染問題。

（二）出血的處理原則

處理出血時要注意以下事項：

1. **洗淨雙手**：施救者急救前須以肥皂及清水徹底清潔雙手。

2. **戴上手套或其他防護工具**：處理出血時，因為可能會觸碰到傷者的血液、體液、分泌物，一定要戴上手套或防護工具保護自己、避免感染。

3. **清潔傷口**：用生理食鹽水或冷開水，以傷口為中心，由中心向外環狀洗淨傷口。

4. **不可移除血凝塊**：保持血凝塊，不要隨意移除，以防再次出血。

5. **傷口覆蓋、包紮固定**：以無菌紗布或乾淨的衣物覆蓋傷口，預防感染，並使用較大的環狀墊置於傷口四周止血（圖 5-3）。

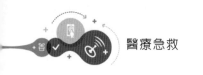

6. **預防休克**：隨時觀察傷者的呼吸、脈搏、膚色、體溫及意識狀態。

7. **盡速送醫**：止血急救後在 6~8 小時內盡速將傷者送醫急救。

（三）止血法

一般來說，人體具有凝血機制可以止血，包括：(1)血管平滑肌收縮，使傷口縮小，減少血液流失、維持血壓；(2)形成血小板凝塊堵住小傷口出血；(3)血液凝固，形成血凝塊塞住受傷的大血管。創傷急救時常見的止血方法如下。

1. 直接加壓止血法

將無菌或乾淨的敷料直接覆蓋在傷口上，用手掌壓著並抬高，加壓約 5~10 分鐘出血減緩後，以彈性繃帶固定敷料、包紮傷口，如果包紮後還是不斷出血，敷料整塊被血液浸濕，可以用另一塊敷料直接墊在上面，並增加壓力加壓止血。包紮時要注意繃帶的鬆緊度，觀察傷肢的血液循環狀態（圖 5-6）。

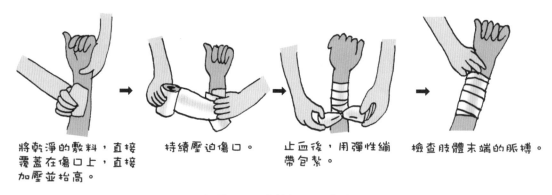

將乾淨的敷料，直接覆蓋在傷口上，直接加壓並抬高。　持續壓迫傷口。　止血後，用彈性繃帶包紮。　檢查肢體末端的脈搏。

❷ 圖 5-6　直接加壓止血法

2. 止血點止血法

如果使用直接加壓止血法仍無法止血，可藉止血點止血法將供應傷口血液的血管壓在下方的骨頭上，阻斷血流方向來阻止血液流出，常與直接加壓止血法、抬高傷肢止血法合併使用。不同的受傷部位止血點也不同（表 5-2），動脈出血因為血量多又急，所以較常使用止血點止血法，動脈止血時要壓迫傷口近心端，而靜脈止血則是壓迫傷口遠心端。如果出血情況獲得控制，應立即停止血管按壓（壓迫時間不超過 15 分鐘），以免末梢血液循環遭阻礙過久而致肢端壞死，如果又開始出血才再次使用止血點止血法。

表 5-2　常見的止血點

止血動脈	出血部位	止血點及壓迫方法
顳動脈	顳部、頭頂	耳前上方 2.5 公分處，壓向顱骨
顏面動脈	臉部	下頜角前 2.5 公分處，壓向下頜骨
頸動脈	頭部、頸部	拇指放頸後，其餘四指壓著喉頭外側 3.5 公分處
鎖骨下動脈	肩膀、上臂	鎖骨凹槽內，壓向第一肋骨

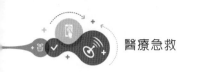

表 5-2 常見的止血點（續）

止血動脈	出血部位	止血點及壓迫方法
肱動脈	前臂、手部	握住上臂，拇指壓著上臂外側，其餘四指壓著上臂內側
股動脈	下肢、腳	腹股溝中央、大腿骨前面，壓向恥骨

3. 冰敷止血法

在出血處冰敷可以使血管收縮、血流減緩，而緩解出血及腫脹，於受傷 24 小時內使用，適用於扭傷、臉部受傷、流鼻血等（圖 5-7）。

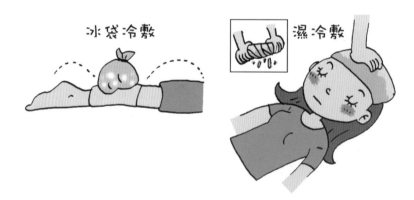

● 圖 5-7 冰敷止血法

4. 抬高傷肢止血法

將受傷部位抬高或墊高，使之高於心臟，利用重力原理使血流變慢、減緩出血。較適合用於動脈出血。

5. 止血帶止血法

止血帶止血法是肢體止血的最終防線，此法相當危險，除非其他止血法都不管用，且肢體大動脈嚴重出血或肢體損傷無法恢復（如遭嚴重輾壓、壓碎），生命受到嚴重威脅，才考慮使用止血帶。止血帶止血法會完全阻斷末梢血液供應，使用不當可能導致組織嚴重損傷、壞死，因此不可用於初步止血。操作步驟如下：

1. 止血帶寬度大於 5 公分，長度要足夠環繞肢體 2 圈以上並打結，可利用三角巾、領帶、布條、圍巾、皮帶等代替，但不可用細繩類。

2. 將止血帶置於傷口近心端約 10 公分處，纏繞傷肢 2 圈並打半結，止血棒（可為木棒、筆、筷子等不易折斷的棒狀物）放在半結上，再打 2 個全結。

3. 用力擰轉止血棒，使止血帶緊壓出血處，讓血液無法流通而止血（圖 5-8），但不可過緊，以免肢端發紺、發麻、傷害神經。

危害生命時，才使用止血帶

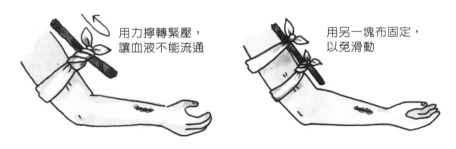

用力擰轉緊壓，
讓血液不能流通

用另一塊布固定，
以免滑動

❯ 圖 5-8　止血帶止血法

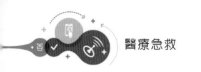

4. 以止血帶兩端或剩餘布料固定止血棒。

5. 在止血帶上標示止血帶開始使用的日期、時間及位置，不可用衣物覆蓋止血帶，必須讓止血帶露在衣物外。

6. 立即送醫，密切注意傷者情況，每 15~20 分鐘鬆開止血帶約 15 秒左右，避免肢端缺氧壞死導致截肢。

（四）特殊部位出血處理方式

1. **眼睛出血**：眼球充血、劇痛、視力局部喪失、眼球傷口出血時，不要試圖拔出異物，讓傷者仰躺、抬高頭部，用敷料或乾淨衣物蓋住雙眼，避免眼球移動，並盡速送醫。

2. **鼻出血**：可能因外力撞擊、擤鼻涕、摳鼻痂、顱骨骨折或感冒而造成鼻出血，此時應讓傷者坐下、頭部向前傾，以免血液流入消化道引起反胃或阻塞呼吸道。用無菌紗布輕塞鼻孔內，或捏住鼻翼兩側 5~10 分鐘，如果還在出血，可以再捏 10 分鐘，臉部、鼻樑、額頭處可冰敷使血管收縮。出血停止後 4 小時內不可用力擤鼻子或刺激鼻子，以免血塊脫落。若止血措施施予 30 分鐘後仍無法止血，應盡速送醫。

3. **耳朵出血**：可能原因包括掏耳朵太用力、鼓膜破裂、顱內出血、中耳炎等。耳朵出血時傷者維持側躺，躺向出血側，讓血液流出，不要隨意往耳內滴藥或放入任何東西試圖止血，以免感染引發中耳炎，可以用無菌紗布或乾淨的衣物墊在耳朵外吸血。

4. **牙落出血**：通常發生於拔牙後，可用無菌紗布或棉球置於出血處，請傷者用力咬著直到止血，或在傷口側的臉頰冰敷，以消腫、止痛並止血。血液勿吞入，避免引起反胃、嘔吐。不要漱口、喝熱飲，以防破壞血凝塊、加重發炎反應。如果無法止血，應盡速就醫。

5. **炸傷出血**：因爆炸造成全身多處器官嚴重損傷、燒傷、骨折。輕者傷口小、淺、出血不多（如鞭炮炸傷），依一般創傷急救、止血法處理即可。嚴重者傷及神經、肌肉、骨骼，若肺部受傷可能咳含血絲的泡沫痰，並有窒息症狀，應協助傷者採半坐臥，安撫其情緒，並處理其外傷與止血，約 10 分鐘檢查一次生命徵象，若呼吸、心跳停止應立即 CPR，並盡速送醫急救。

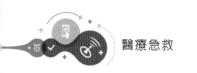

 學習評量 CHAPTER REVIEW

1. 大雄被胖虎追打到扭傷腳，請問哆啦 A 夢幫大雄進行的扭傷處理方式順序應為？(1) 保護 (2)抬高 (3)冰敷 (4)休息 (5)壓迫。(A)(1)(4)(3)(5)(2) (B)(4)(1)(2)(5)(3) (C)(4)(1)(2)(3)(5) (D)(1)(4)(3)(2)(5)。

2. 承上題，大雄在回家的過程中又跌了一跤，請問擦傷的處理不包括：(A)清除砂礫、石子 (B)優碘消毒傷口 (C)用雙氧水清洗傷口 (D)以紗布包裹傷口。

3. 媽媽做晚餐時不小心刀子切到手指，流了好多血，請問哪一種止血法不是媽媽第一時間應該考慮的？(A)抬高傷肢止血法 (B)止血帶止血法 (C)直接加壓止血法 (D)止血點止血法。

4. 小夫車禍後雖然外表沒有嚴重外傷，但腹部出現不明瘀青，且臉色蒼白，請問小夫可能怎麼了？(A)挫傷 (B)失溫 (C)內出血 (D)骨折。

5. 這次大雄被胖虎打得滿地找牙，請問牙齒掉落出血時不可以？(A)咬棉球壓著傷口 (B)冰敷臉頰 (C)喝一杯熱拿鐵結束倒楣的一天 (D)吐出流出的血液。

解答　1.(A)　2.(C)　3.(B)　4.(C)　5.(C)

06
Chapter

包紮法

　　急救時，利用包紮技術固定敷料與繃帶，可以保護傷口、止血、固定敷料、支托受傷部位，是急救處理中非常基礎的一項知識與技術。

一、敷料

（一）敷料的目的

　　敷料(Dressing)是蓋在傷口上的覆蓋物，目的是用來保護傷口、阻隔空氣及異物，避免感染風險，並可以吸收血液、組織液，保持傷口乾燥、促進癒合。

（二）敷料的種類與使用

　　因為敷藥直接碰觸傷口，因此醫療上使用的都是無菌敷料，但是在緊急或無法取得無菌敷料的情況下，可利用身邊的乾淨衣物、手帕、毛巾、紙巾、床單等作為替代物，進行包紮固定，如果時間及傷者情況允許，可先將敷藥替代物以熨斗燙過或煮沸 15 分鐘殺菌。常見的敷料種類包括紗布、網狀藥布、薄膜敷料、泡棉敷料、凝膠、抗菌敷料、人工皮等，但是在急救箱中最常見的是紗布。

　　紗布由棉或合成纖維製成，具透氣性，可吸收傷口滲液，價格便宜，但是不防水，且會黏在傷口上，因此當傷口滲液較多時要勤於更換，當紗布濕透、遭汙染或變形就要換一塊使用。使用的紗布要選擇比傷口大大約 2.5 公分左右，才能完整蓋住傷口，不露在外。

　　另外，在固定敷料時常會使用透氣紙膠，透氣紙膠不防水，而且會黏住傷口，撕除困難，撕下後又容易留有殘膠在皮膚上，因此不可以直接黏在傷口上，避免造成損傷。棉花也是因為毛絮會殘留、黏在傷口上，所以不可充當敷料。

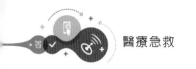
二、繃帶

（一）繃帶的目的

繃帶(Bandage)是一種纏繞在傷處的長條狀物品，而它可以作為以下目的所用：

1. **固定敷料**：當傷口位置不易用紙膠固定，或傷口面積過大時，可以用繃帶來固定敷料，但是繃帶非無菌，不能直接碰觸傷口。

2. **止血**：纏繞於傷口處加壓止血、減少腫脹。

3. **支托受傷部位**：例如骨折時用三角巾支托傷肢，以減輕疼痛，使受傷部位可以獲得休息。

4. **限制受傷部位活動**：包紮固定受傷部位限制肢體活動，例如腳扭傷時固定踝關節，預防二次傷害。

5. **固定夾板**：骨折時，用繃帶將固定肢體的夾板固定住。

（二）繃帶的種類

繃帶依形狀可以區分為以下 3 種，但在無法取得繃帶的情況下，亦可利用布條、領帶、圍巾等長條狀物作為替代。

1. **捲軸繃帶**：以紗布、棉布、彈性繃帶捲成一捲，方便包紮使用，有多種寬度規格，可依據傷者受傷位置、體型、傷口狀況來做選擇（圖 6-1）。

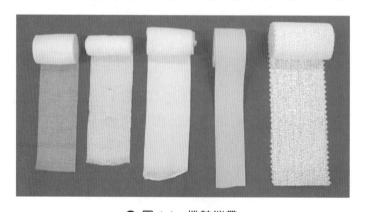

> ● 圖 6-1　捲軸繃帶

2. **網狀繃帶**：長筒網狀，常用來固定敷料，可配合受傷處選擇不同的大小，適合用於不易包紮處，例如手肘受傷，可剪取適當的長度直接套在手肘包紮部位（圖 6-2）。

3. **三角巾**：棉布、紗布或麻布製成的三角形布巾，或用正方形布料沿對角線對折、剪裁而成，常用來支托傷臂，或替代捲軸繃帶來包紮（圖 6-3）。

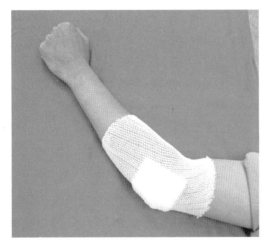

❷ 圖 6-2　網狀繃帶

❷ 圖 6-3　三角巾

（三）繃帶使用原則

1. 使用前先評估傷口狀況，消毒、蓋上敷料後才能使用繃帶，避免與傷口直接觸。

2. 包紮時小心不要讓繃帶落地，如果掉落要更換一條。

3. 注意包紮鬆緊度，每圈的緊度及壓力要一致，不要過鬆而使繃帶脫落，也不要太緊，以免影響血液循環、造成壞死。

4. 包紮肢體時，應從遠心端朝向近心端包紮，以促進靜脈回流，避免腫脹。

5. 維持傷肢舒適姿勢，皮膚摩擦處可先用紗布墊著再包紮。

6. 繃帶必須維持乾燥、清潔，經常更換，以防感染。

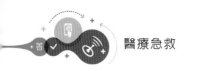

7. 要露出肢體，以便評估肢體循環狀況，例如觀察肢體皮膚顏色、溫度、脈搏、活動、感覺等，如果有青紫、蒼白、冰冷、麻木、刺痛的情況，應立即鬆綁。

三、包紮

（一）捲軸繃帶包紮法

捲軸繃帶展開之一端為帶端，另一端為捲軸端，包紮時慣用手握捲軸，另一手拉帶端，將繃帶外端貼附欲包紮部位，雙手交替握著捲軸、纏繞患部包紮。開始包紮時要先定帶，從容易固定的部位開始（粗細均勻的肢體、腰），繃帶斜放、纏繞定帶，包紮 1~2 圈後將斜放時露出的三角形反摺，再繞 1~3 圈（圖 6-4）。包紮結束時可以用紙膠、安全別針或繃帶附的金屬扣固定，也可以打平結在繃帶尾端固定，即在包紮結束時，將繃帶再拉出 20 公分左右，用拇指固定後反摺拉向另一端，再將兩端打結，就完成結帶了（圖 6-5）。但要注意不可以在受傷部位、關節面、受壓部位、肢體內側、常受磨擦部位打結。常用的包紮法如下：

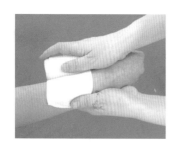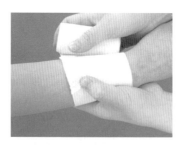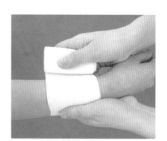

❯ 圖 6-4　定帶法：斜放後纏繞

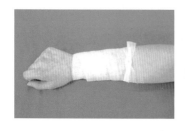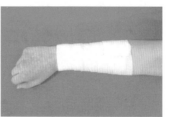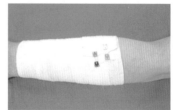

❯ 圖 6-5　結帶法：平結、膠布、金屬扣

1. **環形包紮法**：將包紮部位纏繞數圈，常用於固定手腕、額頭、手指等粗細相同的部位（圖 6-6）。

2. **螺旋形包紮法**：

    (1) 急螺旋包紮法：定帶後傾斜 30 度向上纏繞，每圈間有空隙，不互相重疊，常用於固定夾板或鬆脫的敷料（圖 6-7）。

    (2) 緩螺旋包紮法：定帶後傾斜 30 度向上纏繞，每圈需覆蓋上一圈 1/2~2/3，常用於肢體粗細勻稱之部位，如四肢、手指、手腕、腹部等（圖 6-8）。

3. **螺旋回返包紮法**：定帶後傾斜 30 度向上，同時向內反摺旋轉向下，再繼續傾斜向上纏繞，每圈需覆蓋上一圈 1/2~2/3，常用於細長或粗細不均勻的肢體（圖 6-9）。

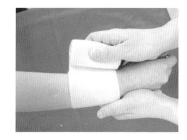
▶ 圖 6-6　環形包紮法

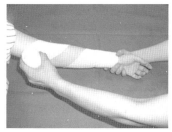
▶ 圖 6-7　急螺旋包紮法

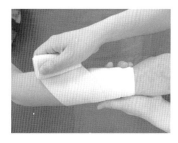
▶ 圖 6-8　緩螺旋包紮法

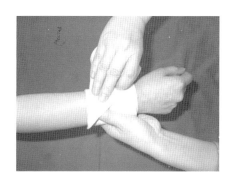
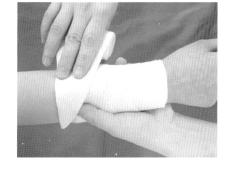
▶ 圖 6-9　螺旋回返包紮法

4. **回反摺形包紮法**：常用於固定殘肢或肢體末端，如指尖、頭部。定帶後，繃帶自定帶中央向上纏繞，越過肢端至對側定帶處，由定帶處往肢端做螺旋形包紮，再纏繞回定帶處結帶固定（圖 6-10）。

5. **8 字形包紮法**：多使用於固定關節、限制活動。定帶後繃帶以一上一下 8 字形交替方式纏繞，每圈需覆蓋上一圈 1/2~2/3，直到完全覆蓋患部（圖 6-11）。

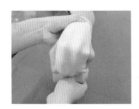 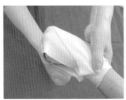 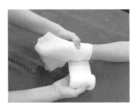 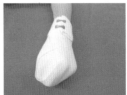

▶ 圖 6-10　回反摺形包紮法

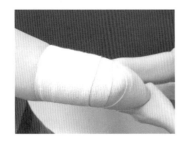 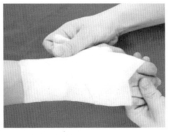 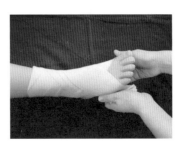

▶ 圖 6-11　8 字形包紮法

（二）三角巾包紮法

　　三角巾可以根據實際情況需要摺成不同形式使用，如全巾（圖 6-3）、半巾、寬繃帶、窄繃帶（圖 6-12），全巾可作為懸帶，窄繃帶可應用於頭部、胸、背、手掌、手肘、膝蓋、踝關節等部位的包紮、固定，或支托傷肢等，並依受傷部位選擇適當的包紮方式。

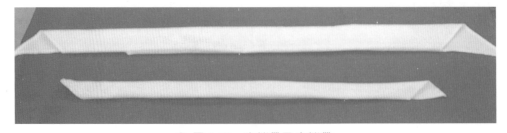

▶ 圖 6-12　寬繃帶及窄繃帶

1. **頭部包紮法**（全巾）：三角巾底邊下緣上摺約 5 公分，摺緣放在前額眉毛上方，兩個底角自耳上繞到頭的後方交叉，再繞至額前中央打一個平結，頭後方多出來的三角巾頂角翻摺塞進交叉處（圖 6-13）。

2. **額頭包紮法**（窄繃帶）：常用於額頭外傷。將三角巾摺成寬度適中的窄繃帶放在前額眉毛上方，兩端繞至頭後方交叉，再繞回額頭中央打平結固定（圖 6-14）。

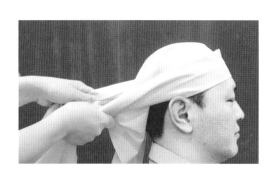
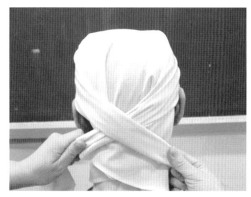

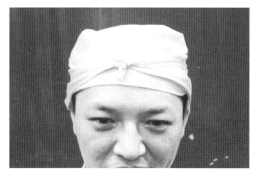
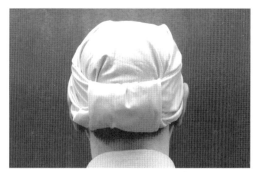

❯ 圖 6-13　頭部包紮法

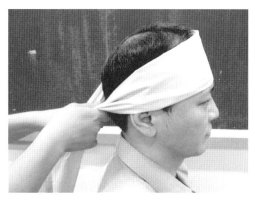
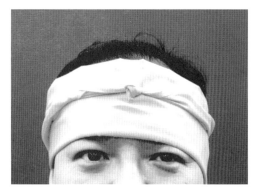

❯ 圖 6-14　額頭包紮法

3. **頷部或耳部包紮法**（窄繃帶）：用於頷部或耳朵外傷。將三角巾摺成寬度適中的窄繃帶，由下巴繞至頭頂，兩端於耳朵上方交叉後，環繞前額至另一耳上方打平結固定（圖 6-15）。

4. **胸部或背部包紮法**（全巾）：用於胸部或背部外傷。三角巾頂角蓋住傷口，兩底角繞道背後打平結，打結後較長的一端向上繞到肩膀，與頂角打平結固定（圖 6-16）。

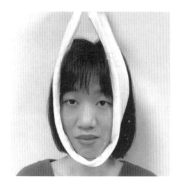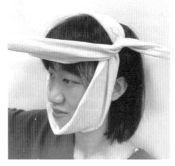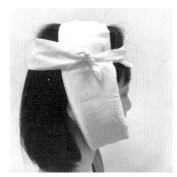

▶ 圖 6-15　頷部或耳部包紮法

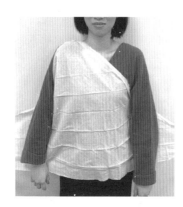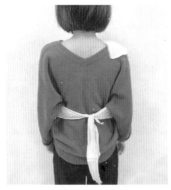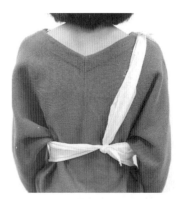

▶ 圖 6-16　胸部或背部包紮法

5. **懸臂帶包紮法**（全巾）：用於支托、保護傷肢，是很常使用的包紮法。三角巾一底角置於健側，頂角置於手肘彎曲處，三角巾另一底角穿過傷臂反摺向上拉起，與健側底角於傷側鎖骨凹陷處打平結固定，要注意傷者的手必須抬高高於手肘約 10 公分，維持肘關節小於 90 度；健側肩上的平結不可打在頸後（圖 6-17）。

6. **手掌包紮法**（窄繃帶）：用於手部外傷。將三角巾摺成寬度適中的寬繃帶覆蓋手掌，兩端繞至手背，交叉環繞腕關節並結帶（圖 6-18）。

7. **全手掌包紮法**（全巾）：用於手掌外傷。手心至於三角巾中央，手指朝向頂角，頂角向下反摺蓋住手背，兩底角交叉包住手掌，繞過腕關節，並打平結固定（圖 6-19）。

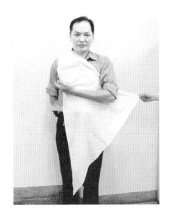
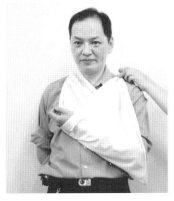
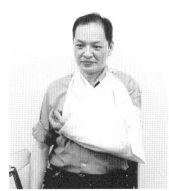

❯ 圖 6-17　懸臂帶包紮法

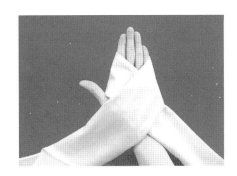
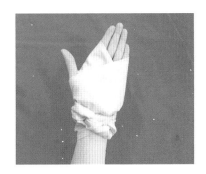

❯ 圖 6-18　手掌包紮法

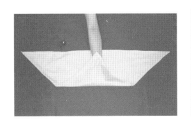
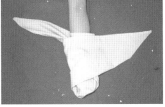
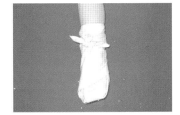

❯ 圖 6-19　全手掌包紮法

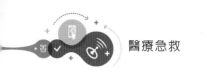

8. **手掌壓迫包紮法**（寬繃帶）：用於手掌外傷並需要加壓止血時。傷口覆蓋後，手握敷料或紗捲，寬繃帶中央從握緊的拳頭上方蓋住整隻手，包住拳頭後，兩端繞過腕關節打平結固定（圖 6-20）。

9. **肘部及膝部包紮法**（寬繃帶）：用於肘部或膝蓋外傷。關節略彎曲，寬繃帶中央置於肘部下方，從內側交叉再繞至外側結帶（圖 6-21）。

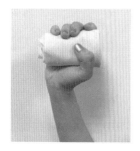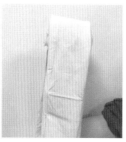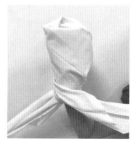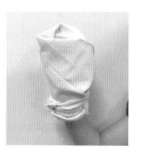

❯ 圖 6-20　手掌壓迫包紮法

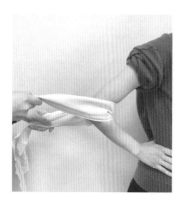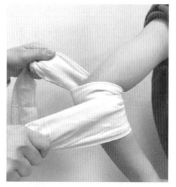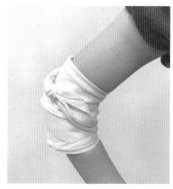

(a)肘部包紮法

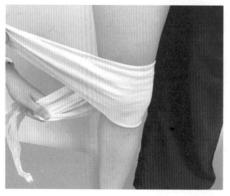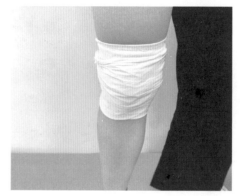

(b)膝部包紮法

❯ 圖 6-21　肘部及膝部包紮法

10. **肩部及上臂包紮法**（全巾及窄繃帶各一）：用於肩部或上臂外傷。窄繃帶中央置於傷肢肩部，繞到健側身體打平結固定。另一條三角巾頂角從窄繃帶下方穿過，置於傷肢肩部並覆蓋整個肩膀，頂角反摺塞入窄繃帶下，兩底角交叉繞過腋下後，於上臂外側打結（圖 6-22）。

11. **踝關節包紮法**（窄繃帶）：用於腳踝外傷。窄繃帶中央置於腳跟，向上交叉纏繞踝關節，最後於足背處打平結固定（圖 6-23）。

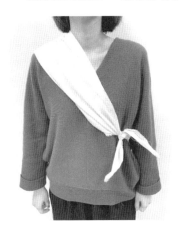 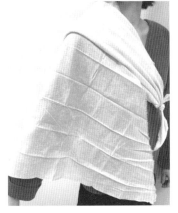 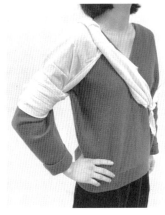

▶ 圖 6-22　肩部及上臂包紮法

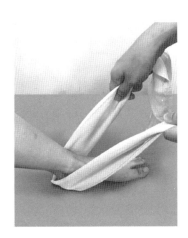 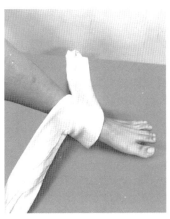 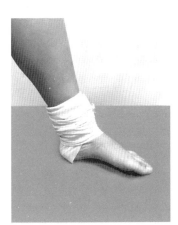

▶ 圖 6-23　踝關節包紮法

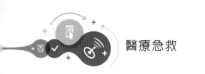

12. **足部包紮法**（全巾）：用於足部外傷。足部置於三角巾中央，腳尖對著頂角，頂角向下反摺蓋住足背，兩底角向上交叉，從足背繞到踝關節並打平結固定（圖 6-24）。

13. **臀部包紮法**（全巾及窄繃帶各一）：用於臀部外傷。窄繃帶環繞腰部並打結固定，另一條三角巾頂角朝上，從窄繃帶下面穿過，覆蓋患側臀部，頂角向下反摺塞入窄繃帶裡面，兩底角交叉朝繞大腿後，於大腿外側打平結固定（圖 6-25）。

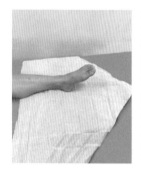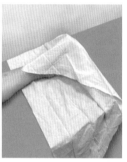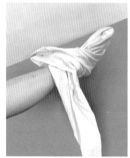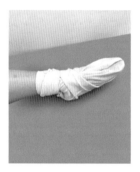

❷ 圖 6-24　足部包紮法

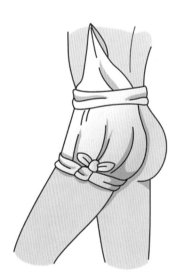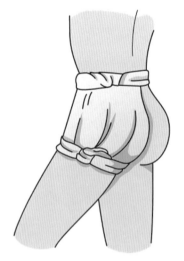

❷ 圖 6-25　臀部包紮法

學習評量   CHAPTER REVIEW

1. 大雄被哆啦 A 夢咬傷食指，請問哆啦 A 夢幫大雄包紮時，以下何者錯誤？(A)消毒後用紗布覆蓋傷口　(B)敷料覆蓋後用紙膠固定　(C)掉在地板的繃帶撿起來換一條　(D)網狀繃帶直接套住手指。

2. 承上題，包紮後沒多久大雄的指尖顏色發紫，此時哆啦 A 夢應該：(A)再綁緊一點　(B)立刻鬆綁　(C)手指朝上促進回流　(D)正常發炎現象不用理會。

3. 承上題，哆啦 A 夢應使用哪一種包紮法最適合？(A)以夾板加急螺旋法固定 (B)回反摺形包紮法包住整個拳頭　(C)三角巾包住所有掌指　(D)緩螺旋法固定敷料。

4. 胖虎打棒球的時候，一個用力不小心肩膀拉傷，此時小夫決定以肩部及上臂包紮法幫胖虎固定受傷的肩膀，請問下列用具哪個是小夫需要的？(A) 1 條三角巾　(B)捲軸繃帶　(C) 2 條三角巾　(D) 2×2 吋紗布。

5. 打出去的棒球又打破鄰居家的窗戶，大雄去撿球的時候吵醒了鄰居家的狗，逃跑過程中扭傷了腳踝，哆啦 A 夢應該用哪種方法幫大雄包紮固定？(A)踝關節包紮法　(B)足部包紮法　(C)頭部包紮法　(D)臀部包紮法。

解答　1.(D)　2.(B)　3.(D)　4.(C)　5.(A)

MEMO

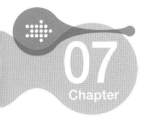

運動傷害、脫臼與骨折

一、運動傷害

即運動過程時所發生的身體損傷，分為急性與慢性傷害，前者是因突發性的外來力量或自身作用力不當造成，如挫傷、拉傷及扭傷；後者則是微小傷害的長期累積所引發，如跑者膝、網球肘等。

（一）常見的運動傷害及症狀

1. **挫傷**：肌肉直接受外力撞擊，導致肌纖維斷裂或出血。傷處有疼痛、出血或腫脹情形，數日後出現瘀斑。

2. **拉傷**：肌腱因不當受力過度拉扯，或肌肉過度伸展及扭曲導致的撕裂傷稱之。肌肉周圍組織可能發炎或出血；患部則有腫脹、疼痛、肌肉僵硬或痙攣情形。

3. **扭傷**：關節附近的韌帶及組織突然受到扭曲或拉扯而造成的損傷，嚴重者有斷裂可能。關節附近會有疼痛（移動時加劇）、腫脹和瘀血發生。

4. **擦傷**：表皮破損稱之。

5. **水泡**：皮膚受摩擦後表皮層產生空腔，組織液聚積而形成。

6. **瘀傷**：軟組織受撞擊後血液滲入皮膚。會出現腫脹及疼痛。

（二）運動傷害處理原則 – PRICE

運動傷害發生當下需評估是否有就醫必要，並立即進行處理，但無論嚴重程度為何，皆須遵循 PRICE 的處理原則，也就是保護(Protect)、休息(Rest)、冰敷(Ice)、壓迫(Compression)和抬高患部(Elevation)，避免傷害擴大（見第 5 章）。

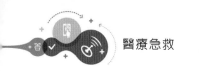

（三）運動傷害的預防

1. 運動前應適度熱身。

2. 運動後行伸展活動（緩和運動）。

3. 使用護具。

二、脫臼

指骨關節面脫離正常解剖位置（圖 7-1）。

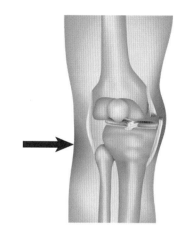

● 圖 7-1　脫臼

（一）症狀

包含關節或臨近處劇痛、腫脹、瘀血、變形、無法活動等。

（二）處理原則

勿嘗試自行復位；應固定傷處，協助維持舒適姿勢並立即送醫，由醫師進行閉鎖式復位。

三、骨折

指骨骼受外力撞擊或壓迫造成連續性中斷。常見類型如下：

1. **閉鎖性骨折**：表皮完好或有傷口但未與斷骨相連。

2. **開放性骨折**：斷骨穿過皮膚，表皮傷口與斷骨相連。

3. **不完全性骨折**：骨折線未穿越整個骨表面。

4. **完全性骨折**：骨折線完全穿越整個骨表面，骨膜斷裂。

5. **粉碎性骨折**：斷骨碎裂斷端之間常有二塊以上的骨碎片；軟組織嚴重損傷。

6. **嵌入性骨折**：骨折線一條以上；裂骨被壓碎或斷成數塊。

（一）症狀

　　感覺到骨頭斷裂聲（輾碾音）、骨折處畸形、瘀血、腫脹、疼痛（移動或觸壓時加劇）；骨折部位若動脈受損，該處肢體遠端會有麻木感。

（二）處理原則

1. 勿隨意移動受傷部位和傷患。

2. 嚴重骨折者需注意是否有休克情形。

3. 不可推回已斷裂的骨頭。

4. 若骨頭已突出傷口，需以無菌敷料或乾淨布類覆蓋，勿直接徒手碰觸避免感染。

5. 隨時評估骨折處部位遠端肢體的顏色、溫度、脈搏、感覺（是否出現麻木感）和活動度，並與健側作比較，確認血循狀況是否良好。

6. 移動前必須確實固定患部；夾板長度應超過骨折部位兩端關節，若有傷口需覆蓋無菌或乾淨敷料，並在夾板與肢體間加墊軟物，預防壓傷（舊稱壓瘡）或軟組織損傷。

7. 剪開受傷部位衣物，以利觀察傷口狀況和出血情形；除去飾品，避免循環受阻。

8. 緊急處理後需立即送醫治療。

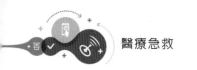

（三）固定工具

常用的固定工具為夾板、繃帶及手臂吊帶。若遇緊急狀況，可利用樹枝、木條、雨傘等具有硬度和一定長度的物品來代用夾板。

1. **夾板**：應選擇超過骨折部位上下兩端關節長度的夾板。使用前先將夾板以毛巾或軟敷料包覆，常見規格見表 7-1；固定時採緩螺旋繃帶包紮法，避免結帶於受傷處和肢體內側，並每 2 小時評估肢體末梢血液循環狀態。

表 7-1　常見夾板規格

部位	長（公分）	寬（公分）	厚（公分）
手指	10	1.5	0.5
上臂	41	5.5	0.5
前臂	31	5.5	0.5
下肢	90	14.5	0.8

2. **繃帶**：種類繁多，常見的有紗布繃帶、彈性繃帶、彈性紗捲等，包紮方法見表 7-2。注意事項如下：

   (1) 包紮前應先評估欲包紮部位之情形及範圍，若有傷口需消毒，蓋上無菌敷料後再行包紮。

   (2) 繃帶大小必須超過敷料邊緣 2 吋，而關節處宜選擇寬度為 2~3 吋的繃帶。

   (3) 包紮開始前先做 2~3 圈定帶，較不易滑動；每圈緊度和壓力應相同。

   (4) 每圈覆蓋前一圈 1/2 至 2/3，由遠心端向近心端方向包紮。

   (5) 露出肢體末梢以利觀察血液循環狀況。

   (6) 結帶時遠離患處、骨突處、肢體內側和易摩擦處。

   (7) 如被滲液或血液等浸濕需更換。

表 7-2　包紮方法

方法	圖示	應用和適宜部位
環形包紮	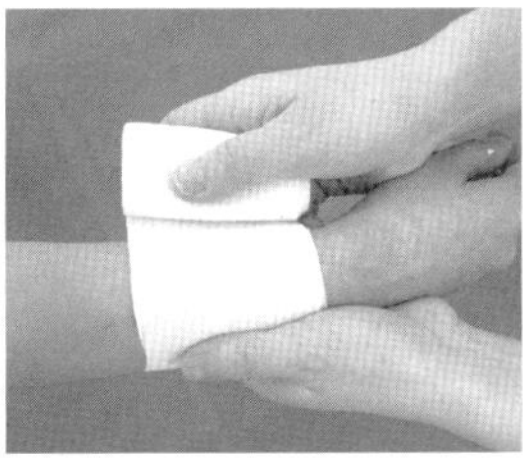	定帶與結帶或用於固定額頭、手腕、手指
急螺旋包紮	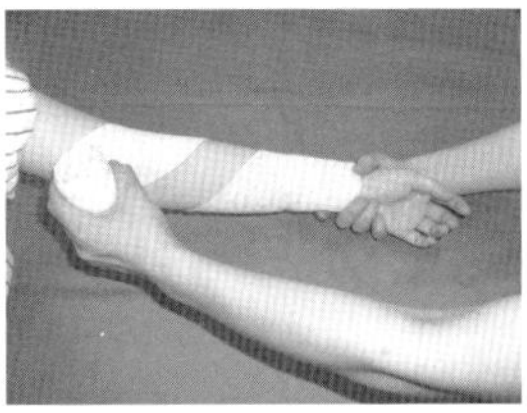	固定夾板
緩螺旋包紮	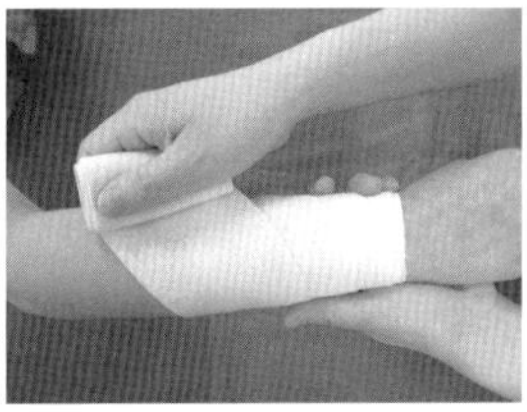	用於肢體粗細均勻部位，如上下肢、手指、胸腹部
螺旋回反包紮	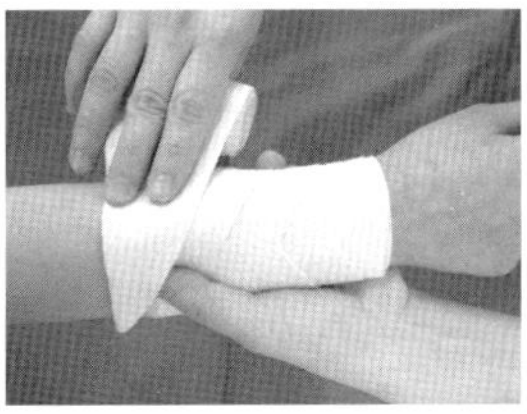	用於肢體粗細不均勻部位，如小腿
8 字形包紮	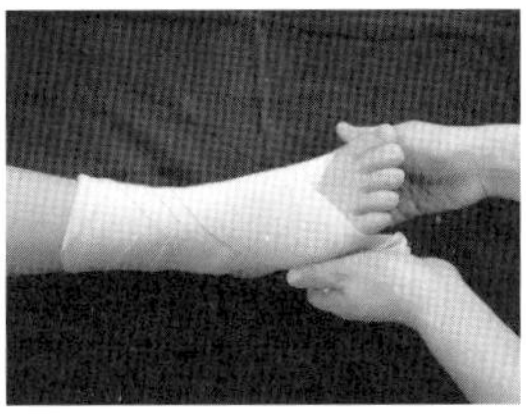	限制關節活動或固定關節敷料

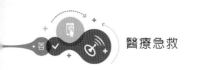

表 7-2　包紮方法（續）

方法	圖示	應用和適宜部位
人字形包紮		用於肢體和軀幹需同時包紮時；如拇指、肩部、髖部等
回反摺形包紮		固定殘肢和肢體末梢的敷料

3. **手臂吊帶**：除用以固定外，還可以支托受傷部位（手臂），使用手臂吊帶要使肩關節維持 90 度，並保持手指末梢高於肘部，以促進血液循環（圖 7-2）。

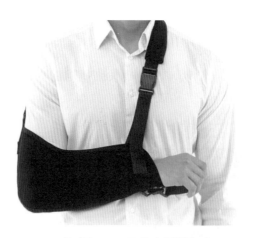

❯ 圖 7-2　三角巾懸臂包紮

（四）骨折固定

受傷後應遵循 PRICE 原則：為減少惡化或加重損傷，必須給予骨折處適當地固定。常見骨折部位之固定方法如下：

1. **手指骨折**：使用手指夾板或壓舌板，再以繃帶加強固定，如圖 7-3。

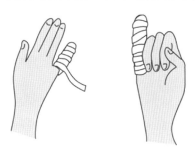

● 圖 7-3　手指骨折固定

2. **前臂骨折**：使用前臂夾板，將其置於前臂外側並固定腕及肘關節，以三角巾托臂，最後再使用三角巾將患肢固定於胸廓，打結於健側，如圖 7-4。

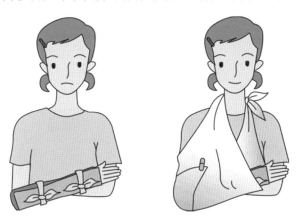

● 圖 7-4　前臂骨折固定

3. **肘關節骨折**：勿試圖復位，直接就骨折後的姿勢固定；依患肢關節角度取適當長度的夾板，將三角巾折為條狀以固定患肢和夾板。

4. **上臂骨折**：使用上臂夾板，將其置於上臂外側並固定肘及肩關節，以三角巾托臂，最後再使用三角巾將患肢固定於胸廓，打結於健側。

5. **鎖骨骨折**

   (1) 症狀：傷患可能因疼痛而不敢移動患側手臂或有肩胛下垂情形。

   (2) 固定方法：採「8 字」固定法；請傷患挺胸，將三角巾折為條狀，中心點置於頸後，兩端繞過腋下（兩側腋下放軟墊或襯物），於後背打結。

6. **肋骨骨折**

   (1) 症狀：呼吸或咳嗽時疼痛加劇。

   (2) 固定方法：先鬆開軀幹處衣物，以三條三角巾固定胸部。

7. **脊椎骨折**：此處骨折因有癱瘓可能，且越高位的脊椎骨折影響層面越廣（如頸椎骨折會造成全身癱瘓），故不建議非醫療專業人員任意移動傷患，即使於萬不得已的情況下，也需由四人以上一同進行或於專業人員指導下共同執行，避免加重傷害。可採「圓滾木翻身法」將傷患轉移至硬板上，以固定和方便移動，步驟如下：

   (1) 一人於傷患頭端固定並支托其頭部：其餘三人於預翻向之側（如想往左翻，便三人皆在左側），以雙手抓住傷患對側衣物，並平均在身體各部位。

   (2) 由頭端者下令，三人一同將傷患滾轉。注意轉動時頭與脊柱需呈一直線。

   (3) 將硬板置於身下，同步放下傷患（此時仍需保持一直線）。

   (4) 以繃帶或三角巾固定頭、肩、胸、骨盆、大腿、膝蓋、小腿及踝部。

8. **大腿骨折**：此處骨折易造成大量失血和發生脂肪栓塞，需留意相關徵候，如意識不清、呼吸困難等。固定時需兩枚夾板，一枚置於大腿內側，一枚長度為腰部到足底，置於外側；將三角巾折為條狀，取適當距離固定患肢和夾板，並於外側打結。

9. **膝蓋骨折**：與肘關節骨折之固定方法相同；直接就骨折後姿勢固定，依患肢關節角度取適當長度夾板，將三角巾折為條狀，固定患肢和夾板。

10. **小腿骨折**：需兩枚夾板，長度為膝關節以上至踝關節，分別置於內側及外側，將三角巾折為條狀，取適當距離固定患肢和夾板，並於外側打結。

學習評量

1. 關於運動傷害的敘述，何者正確？(A)分為急性與慢性　(B)僅急性　(C)僅慢性　(D)以上皆是。

2. 運動傷害的處理原則，何者為非？(A)保護與休息　(B)冰敷　(C)壓迫　(D)放低患部。

3. 關於脫臼的敘述，何者為非？(A)指骨關節面脫離正常解剖位置　(B)症狀有關節或臨近處劇痛、腫脹　(C)應嘗試自行復位　(D)盡快送醫治療。

4. 骨折的處理原則，何者為非？(A)勿隨意移動患肢　(B)斷骨應嘗試推回　(C)勿徒手碰觸傷口　(D)隨時評估患側血循。

5. 關於脊椎骨折的敘述，何者為非？(A)勿任意移動傷患　(B)保持頭部和脊椎呈一直線　(C)移動傷患時僅需二人即可　(D)可使用圓滾木翻身。

解答　1.(A)　2.(D)　3.(C)　4.(B)　5.(C)

MEMO /

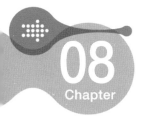

傷者搬運法

08
Chapter

　　當傷害發生後，為預防再受到其他損傷，需盡快將傷者移動至安全場所並送往醫院救治。搬運的方法可分為兩大類：徒手搬運法及器具搬運法，但無論是使用哪一種方法，其原則皆相同，如：(1)固定支托：運送傷者前先評估傷勢，視需要予以包紮，確實固定和支托後再移動；(2)立即施救：除非傷者處於危險環境（如火場、毒氣）中，否則應先急救；(3)說明：若傷者清醒，搬運前需先解釋和說明，減輕傷者焦慮。

一、徒手搬運法

　　又可分為單人、雙人、三人、四人及多人搬運法。

（一）單人搬運法

1. **拖拉法**：適用於意識不清、體重較重、無法站立、無法使用背負或肩負法者。
   (1) 緊急拖拉法：面對傷者頭部，雙手繞過後肩拖住腋窩，使用上臂力量以倒退方式拖拉傷者。非緊急情況避免使用此法，容易造成二次傷害（圖8-1）。
   (2) 毛毯拖拉法：利用毛毯或相似物品墊於傷者身下，以身體長軸方向直向拖行（圖8-2）。

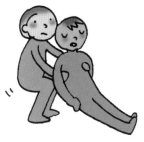

❷ 圖 8-1　緊急拖拉法

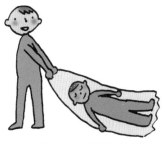

❷ 圖 8-2　毛毯拖拉法

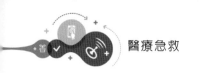

2. **扶持法**：適用清醒且可行走者。站在患側，將傷者手臂繞過施救者頸部至肩膀，拉住其手，另一手繞過傷者後腰部，抓住褲頭或抱著腰側，扶持行走（圖 8-3）。

3. **臂抱法**：適用於輕傷、意識清醒、體重較輕者及兒童。讓傷者的手環繞於施救者頸部，施救者一手置傷者大腿下，一手環抱肩背部，將其抱起（圖 8-4）。

4. **肩負法**：適用於體重較輕者、快速前進和下樓時。背對傷者，雙手跨過施救者肩膀，抓緊傷者雙手腕，彎腰將其撐起（圖 8-5）。

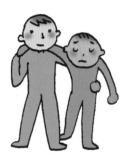 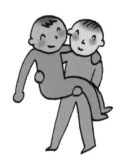 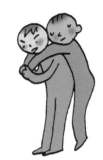

❷ 圖 8-3　扶持法　　　❷ 圖 8-4　臂抱法　　　❷ 圖 8-5　肩負法

5. **肩扛法**：適用於體重較輕者。面對面，雙手繞過腋下狹住傷者呈跪姿後，施救者左手握傷者右手腕將其手臂打直，頭部前傾在伸直的右臂下，肩膀撐住傷者腹部，右臂繞過雙膝後隨即站立，便可肩負傷者（圖 8-6）。

6. **背扛法**：適用於體重較重、意識清楚、無法自行移動但雙手可動者。背對傷者，雙手跨過施救者肩膀於胸前交叉，施救者雙手穿過傷者雙膝，抓住其手腕；注意傷者腋下須高於施救者肩膀（圖 8-7）。

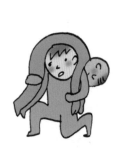 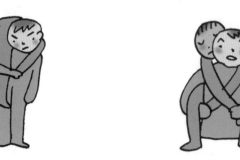

❷ 圖 8-6　肩扛法　　　　　　❷ 圖 8-7　背扛法

（二）雙人搬運法

1. **扶持法**：施救者立於傷者兩側，左右手分別繞過施救者頸部至肩膀，兩人各抓一手，扶持行走；需注意協調性與一致性（圖 8-8）。

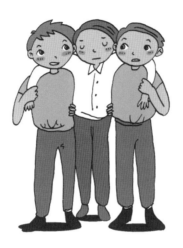

❯ 圖 8-8　雙人扶持法

2. **坐式搬運法**：施救者立於傷者兩側，將雙手架為坐椅搭載傷者；包含兩手抬式、三手抬式、四手抬式，清醒者適用（圖 8-9）。

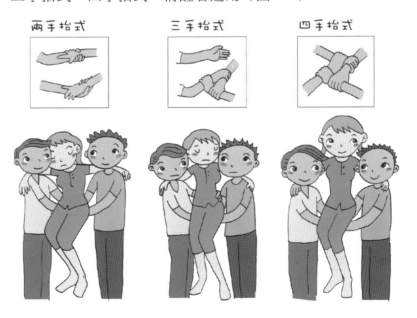

❯ 圖 8-9　坐式搬運法

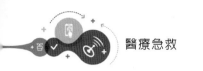

3. **前後抬法**：一人立於傷者背後，雙手穿過傷者腋下，握住手腕，另一名施救者站在傷者雙腿間抱住膝窩將其抬起（圖 8-10）。

（三）三人搬運法

1. **同側搬運**：施救者依高矮順序排列，最高者立於頭側，分別站立在傷者的肩部（雙手伸入頸肩下及胸腰部位）、腰部（雙手伸入腰臀區及臀下近大腿部位）及膝部區（雙手伸入大腿及小腿部位），手肘同時彎曲施力，使傷者轉向施救者腰部區，此時需注意頸椎、胸椎和腰椎應呈一直線，同時抬起傷者（圖 8-11）。

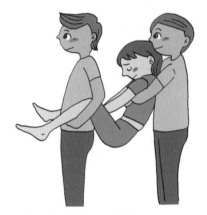

▶ 圖 8-10　前後抬法

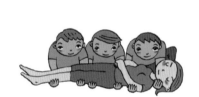 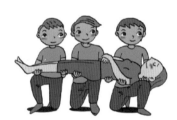 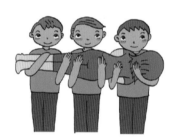

▶ 圖 8-11　三人同側搬運法

2. **非同側搬運**：一人跪於傷者腿側（雙手深入大腿及小腿部位），另外兩人立於另一側頭側，分別站立在傷者頭部（雙手伸入頸肩下及胸腰部位）、腹部（雙手伸入腰臀區及臀下近大腿部位），一起將傷者抬起（圖 8-12）。

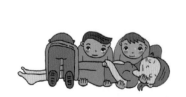 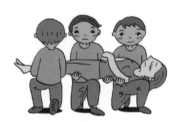 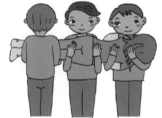

▶ 圖 8-12　三人非同側搬運法

（四）四人搬運法

施救者三人立於同側，剩餘一人在對側，一同將傷者抬起置於三人膝蓋上，另一人趁此時安置擔架，再一同將傷者放於擔架上（圖 8-13）。

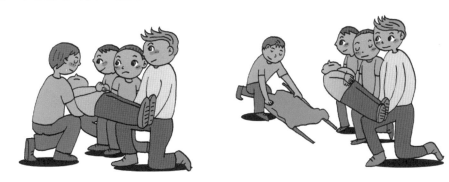

❷ 圖 8-13　四人搬運法

（五）多人搬運法

人數平均立於傷者兩側，間隔亦須平均，使用手臂力量將傷者抬起（圖 8-14）。

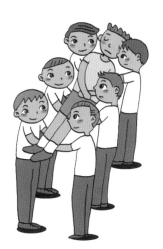

❷ 圖 8-14　多人搬運法

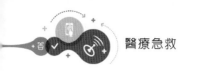

二、器具搬運法

1. **椅子搬運法**：確認傷者坐穩後，施救者視情況選擇前後抬法或左右抬法，如下樓時採左右抬法（圖 8-15）。

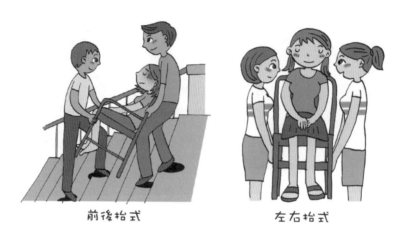

前後抬式　　　　　　　左右抬式

❯ 圖 8-15　椅子搬運法

2. **擔架搬運法**：將傷者抬上擔架後即可移動（圖 8-16）。平地運送時，以傷者腿部方向前進；上樓梯、進救護車時則是頭部方向先前進，較有安全感。擔架種類繁多，緊急時可就地取材製作，常見的如毛毯式擔架及外套式擔架。

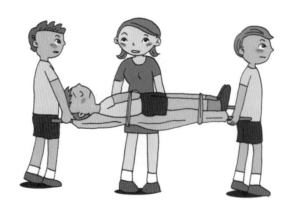

❯ 圖 8-16　擔架搬運法

(1) 毛毯式擔架：傷者置於毛毯中央，雙側多出的部分向內捲曲，抬起兩側。建議至少四人共同搬運較為安全（圖 8-17）。

(2) 外套式擔架：準備兩根木棍及兩件外套（拉鍊拉上），將木棍穿過外套袖子，一件位於傷者頭部，一件位於臀部，可依傷者身高增加外套數量（圖 8-18）。

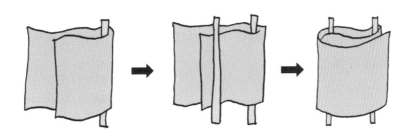

❯ 圖 8-17　毛毯式擔架

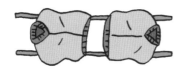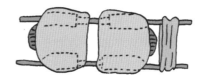

❯ 圖 8-18　外套式擔架

三、脊椎損傷傷者搬運法

此處受損可能會造成癱瘓，故不建議非醫療專業人員任意移動傷患，如遇緊急情況，需由四人以上一同進行或於專業人員指導下共同執行，避免加重傷害。移動時使用「圓滾木翻身法」將傷患轉移至硬板後加以固定，方便搬運，操作方法詳見第 7 章「脊椎骨折」。

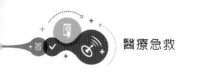
 學習評量　　　　　　　　　　　　　　　　CHAPTER REVIEW

1. 關於搬運傷者的敘述，何者為非？(A)先固定再移動　(B)除非處於危險環境，否則應先急救　(C)需和傷者解釋說明，減輕其焦慮　(D)懷疑脊椎損傷者，應儘快將傷者姿勢擺正。

2. 關於單人搬運法的敘述，何者為是？(A)使用毛毯拖拉法時，應橫向移動傷者　(B)意識不清者可使用扶持法　(C)非緊急情況勿使用緊急拖拉法　(D)肩扛法適合體重較重的傷者。

3. 關於雙人搬運法的敘述，何者為非？(A)扶持時立於傷者前後　(B)坐式搬運法為施救者將手交叉架成座椅搬運傷者　(C)坐式搬運法適合清醒的傷者　(D)前後抬法為施救者一人立於頭部，一人立於傷者雙腿間。

4. 關於器具搬運法的敘述，何者為非？(A)椅子搬運法可選擇前後抬或左右抬　(B)椅子搬運法下樓時應使用前後抬法　(C)毛毯式擔架建議四人同時搬運較安全　(D)可利用木棍及外套製作擔架。

5. 關於懷疑脊椎損傷傷者的搬運，何者為非？(A)非緊急否則不建議任意移動傷患　(B)保持頭部和脊椎呈一直線　(C)移動傷患時可以單人操作　(D)應使用圓滾木翻身法。

解答　1.(D)　2.(C)　3.(A)　4.(B)　5.(C)

休克

一、定義

由於某些因素導致組織灌流量不足，造成各器官功能不全，甚至引發衰竭。常見症狀包括心跳加快、血壓下降、快而淺的呼吸、皮膚呈現溼冷、臉色蒼白、意識改變及少尿等。

二、分期

（一）早期

藉由血管收縮及增加心跳次數，使心輸出量和平均動脈壓可維持在正常範圍。

（二）代償期

組織灌流改變時，交感神經系統會促使腎上腺分泌腎上腺素、腦下垂體分泌促腎上腺皮促素以增加血液滲透壓，促進抗利尿激素作用，血管因而收縮，使血壓上升、心跳加快、呼吸速率增快、尿量輕微減少。

（三）進行期

當第一階段代償作用無法維持身體足夠循環時，血壓會持續下降、體溫降低且明顯少尿，嚴重者意識開始不清。

（四）不可逆期

體內長時間灌流不足，細胞遭受破壞，毒素和細菌被釋放，心臟和腎臟出現缺氧或壞死情形。

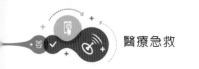

三、種類

依休克的原因可分為五類。

（一）低血容積性休克

1. 病因

因大量失血或體液流失導致循環嚴重不足。如嚴重脫水（腹瀉、大量嘔吐、燒燙傷）、出血等。

2. 症狀

當失血量超過 45% 時會死亡，分級如下：

(1) 第一級：失血量 750 ml，脈搏＜100 次／分，呼吸 14~20 下／分，血壓正常，稍顯不安。

(2) 第二級：失血量 750~1,500 ml，脈搏＞100 次／分，呼吸 20~30 下／分，血壓正常，輕度焦慮。

(3) 第三級：失血量 1,500~2,000 ml，脈搏＞120 次／分，呼吸 30~40 下／分，血壓降低，意識混亂。

(4) 第四級：失血量＞2,000 ml，脈搏＞140 次／分，呼吸 35 下／分，血壓降低，嗜睡。

3. 處理方式

(1) 讓傷患平躺且頭傾向一側，預防嘔吐物阻塞呼吸道；若無出血情形，下肢可抬高 20~30 公分，促進血液回流。

(2) 控制體液流失，如止血、補充液體等。

(3) 適當保暖。

(4) 意識不清者協助採復甦姿勢。

(5) 當呼吸或心跳停止時，立即施行 CPR。

(6) 盡速送醫治療。

（二）心因性休克

1. 病因

因心臟功能不全造成心輸出量不足，無法供應身體組織足夠血量。如心律不整、心肌損傷、瓣膜損傷、心衰竭、心肌梗塞及冠狀動脈疾病等。

2. 症狀

血壓下降、心搏過速、呼吸困難、下肢水腫、皮膚濕冷、尿液排出量 < 30 ml/hr。

3. 處理方式

密切觀察生命徵象，適度保暖，盡速送醫治療。

（三）敗血性休克

1. 病因

身體受細菌感染，細菌進而釋放毒素導致敗血症；體內補體系統受到活化，分泌血管擴張因子使血管擴張，血壓下降造成休克。

2. 症狀

體溫上升、血壓下降等。

3. 處理方式

盡速送醫，控制感染。

（四）過敏性休克

1. 病因

接觸過敏物質後出現過敏反應，使得體內釋放血管擴張因子，造成血管擴張、微血管通透性上升，血壓下降造成休克。常見於蛇、蜂、蠍螯咬及藥物注射後。

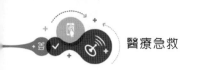

2. 症狀

　　呼吸困難、血壓下降、頭痛等。

3. 處理方式

　　維持呼吸道通暢，盡速送醫。

（五）神經性休克

1. 病因

　　交感神經系統功能受損，導致全身血管阻力減少、血管擴張，血液滯留於周邊組織，造成組織灌流不足。常見於脊髓損傷、頭部外傷者。

2. 症狀

　　皮膚溫暖潮紅、血壓下降、體溫下降、心跳與脈搏變慢。

3. 處理方式

　　密切觀察生命徵象，盡速送醫。

學習評量 CHAPTER REVIEW

1. 關於休克的敘述，何者正確？(A)心跳變慢　(B)可分為五類　(C)不會造成器官衰竭　(D)以上皆是。

2. 關於低血容性休克的敘述，何者為非？(A)不會死亡　(B)嚴重脫水為原因之一　(C)失血量大時意識呈現嗜睡　(D)以上皆非。

3. 關於心因性休克的症狀，何者為非？(A)血壓下降　(B)心搏過速　(C)皮膚乾燥　(D)呼吸困難。

4. 關於過敏性休克的敘述，何者正確？(A)常見於蛇、蜂、蠍螫咬　(B)呼吸平順　(C)血壓無變化　(D)無需送醫，休息即可恢復。

5. 關於神經性休克的敘述，何者為非？(A)常見於脊髓損傷者　(B)血壓下降　(C)皮膚濕冷　(D)體溫下降。

解答　1.(B)　2.(A)　3.(C)　4.(A)　5.(C)

MEMO /

心肺復甦術

一、概述

心肺復甦術(Cardiopulmonary Resuscitation, CPR)是指由於某種因素造成呼吸、心跳停止時，結合人工呼吸及體外心臟按摩的綜合急救技術。人體缺氧4~6分鐘後，腦細胞即開始受損，若超過10分鐘仍無進行任何急救措施，便會導致不可逆的腦部傷害，故CPR之目的在於保持血液循環，提供腦部、心臟等重要器官及細胞足夠氧氣以維持生命。此為一連串的過程，稱作「生命之鏈」，包含盡早求救、盡早執行心腹復甦術、盡早電擊（自動體外去顫術）、盡早高級心臟救命術及整合性復甦照護。

依據年齡，急救方式會有所不同，但流程相同；過去的施救過程為先暢通呼吸道－檢查與維持呼吸－胸部按壓，而美國心臟協會(American Heart Association, AHA)已於2010年頒布新的急救指南，強調早期胸部按壓的重要性，並簡化內容，使非專業施救者可更容易執行，我國亦於2011年時跟進，將施救程序調整為胸部按壓－暢通呼吸道－檢查與維持呼吸－去顫，為方便記憶可記住以下口訣：「叫、叫、C、A、B、D」。

根據衛生福利部國人十大死因統計，心臟疾病始終位於十大死因的前三名，而心臟疾病所導致的死亡，多數是以突發性心律不整的形式產生，電擊能使心臟恢復正常心律，而自動體外心臟電擊去顫器(Automated External Defibrillator, AED)能夠自動偵測心律，並評估是否須施以電擊使心臟恢復正常運作。操作十分簡單，有圖示說明加上語音輔助，故坊間又稱其為「傻瓜電擊器」（圖10-1）。

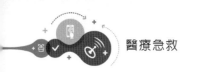
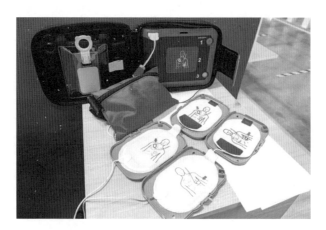

❷ 圖 10-1　自動體外心臟電擊去顫器

　　根據研究指出，若能在 1 分鐘內對突發性心律不整的患者施予電擊，急救成功率高達 90%，但每延遲 1 分鐘，便會遞減 7~10%，故施行 CPR 亦需利用電擊器去顫，使心臟恢復正常跳動，兩者可說是相輔相成。

二、CPR 施行步驟

　　確認無反應及無適當呼吸（如幾乎無呼吸）時，應迅速求援並將患者於安全處仰臥，預備施行心肺復甦術；胸部按壓應遵循用力壓、快快壓、胸回彈、勿中斷的原則，按壓與通氣比為 30:2，但我國 CPR 民眾簡易版有備載，若施救者不願執行口對口人工呼吸，或施救者未經訓練、經訓練但不純熟者，則此步驟可以省略，持續胸部按壓即可。

　　胸部按壓共五個循環，約莫 2 分鐘，每一次 CPR 後須檢查心律和呼吸是否已恢復，中斷施行不可超過 7 秒，無脈搏則繼續 CPR，有脈搏則檢查呼吸，無自發性呼吸即給予人工呼吸，每 5~6 秒通氣一次，每分鐘約 10~12 次；倘若已恢復自發性呼吸，便可擺放復甦姿勢，維持呼吸道暢通。

　　持續胸部按壓只能使身體重要器官獲得正常時約 30%的血量，故須盡快取得 AED 進行去顫，使心臟恢復正常跳動。心肺復甦術之詳細步驟及操作方法見表 10-1。

表 10-1　CPR 施行步驟及說明

口訣及意義		施行方法
叫	檢查意識及呼吸	拍打患者肩部並大聲喊：「你還好嗎？」，觀察有無動靜，確認意識和呼吸，若完全沒有反應和呼吸，或呈現瀕死式呼吸，即需開始急救流程
叫	求救，並設法取得自動體外心臟電擊去顫器 (AED)	大聲呼救找人幫忙，盡快撥打 119，並指定一人尋找 AED；如在船上應撥至駕駛台找人支援。若是下列情形且現場只有一位施救者時，須先執行五個循環的 CPR 再求救： 1. 小於 8 歲兒童 2. 溺水 3. 創傷 4. 藥物中毒
C (Compressions)	胸部按壓	為恢復循環功能，須開始施行胸部按壓，施救者應跪在患者側邊，兩膝與肩同寬，先找到按壓位置，即兩乳頭連線中點，執行步驟如下： 1. 以兩隻手指先做定位，另一手掌根置於定位點，再將另一手重疊交叉相扣，下方手的手指翹起，不與胸部接觸 2. 手臂打直，手肘固定，以身體重量由掌根處垂直下壓，並遵循以下原則： 　(1) 用力壓：深度至少 5 公分，但不超過 6 公分 　(2) 快快壓：速度為每分鐘 100~120 下，約每秒 2 下 　(3) 胸回彈：每次按壓後掌根不離開胸部，但須放鬆使胸部回彈至原本位置 　(4) 勿中斷：盡量避免中斷以維持灌流，若須中斷（如換手時）則不可大於 10 秒 3. 按壓與通氣比為 30:2，邊按壓邊計數，1 下、2 下……，直到 30 下，接著給予 2 次人工呼吸 4. 五個循環後評估脈搏 5. 若現場有其他人會胸部按壓，則每 2 分鐘換手一次，使施救者獲得適當休息，才能維持體力繼續施行急救

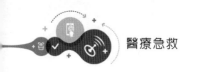

表 10-1 CPR 施行步驟及說明（續）

口訣及意義		施行方法
A (Airway)	暢通呼吸道	聽並感覺呼吸，觀察胸部有無起伏（小於 10 秒），並打開呼吸道： 1. 壓額抬下巴法：以一手手掌側將額頭下壓，另一手兩指順勢抬起下頜，勿壓迫到喉嚨 2. 下巴上提法：雙手置於下頜骨，抬高下巴。懷疑患者頸椎受傷時須使用此方法，以防二次傷害
B (Breaths)	恢復呼吸	予以通氣： 1. 捏住患者鼻子，完全罩住其口部後執行 2 次口對口人工呼吸；每次吹氣時間 1 秒鐘，並觀察胸部有無起伏，若無起伏，須檢查是否有異物阻塞呼吸道 2. 2 次給氣間應將嘴巴移開，並放鬆捏住鼻子的手，使患者的氣可以排出 3. 每 5~6 秒給氣一次（每分鐘 10~12 次）
D (Defibrillation)	去顫	取得 AED 後遵照指示操作，CPR 不須中斷。使用方式有以下口訣： 1. 開：打開盒子，開啟電源 2. 貼（插）：拉起患者衣物，將電擊貼片依機器上圖示貼在裸露胸壁的對應處（約為左乳頭下方及右鎖骨下方），插入電擊插孔；8 歲及 25 公斤以上者使用成人貼片，至於孩童，若無小兒貼片則可使用成人貼片 3. 電：待機器自動分析心律；聽見「分析心律」的指示音時暫時勿接觸患者身體，若判定需要電擊，施救者需發聲請大家離開，確認無人觸碰患者後再按下電擊按鈕；不需要電擊時則繼續執行 CPR 4. 每次電擊後須繼續 CPR 5. 機器每 2 分鐘會自動分析心律，僅在分析時可停止壓胸，反覆操作至專業人員到達或患者恢復心跳呼吸為止

三、成人、兒童及嬰兒之 CPR 指引

表 10-2 為衛生福利部所公布之民眾版心肺復甦術最新參考指引，詳列不同對象之 CPR 施行步驟和注意事項。

表 10-2 成人、兒童及嬰兒之 CPR 參考指引

民眾版心肺復甦術最新參考指引			
步驟／動作	**對象**		
	成人（≧8 歲）	兒童（1~8 歲）	嬰兒（<1 歲；新生兒除外）
確認現場安全	確保現場環境不會危及施救者和患者安全		
叫（確認意識）	無反應		
叫（求救、設法取得 AED；聽從 119 執勤人員指示，如以手機撥打電話求援，接通後開啟擴音）	先求救，打 119	先求救，打 119；倘若施救者只有一人且無手機時，先施行五個循環的 CPR，再打 119	
CPR 步驟	確認呼吸狀況：沒有呼吸或幾乎沒有呼吸 C-A-B-D		
C（胸部按壓） 按壓位置	兩乳頭連線中點		兩乳頭連線中點下方
用力壓	5~6 公分	約 5 公分（胸部前後徑 1/3）	約 4 公分（胸部前後徑 1/3）
快快壓	每分鐘 100~120 下		
胸回彈	每次按壓後完全回彈		
勿中斷	盡量不中斷；即使中斷也不可超過 10 秒		
若施救者不操作人工呼吸，則持續胸部按壓			
A（暢通呼吸道）	壓額提下巴法		
B（恢復呼吸）	吹兩口氣，一口氣一秒鐘；需看見胸部起伏		
按壓及吹氣比率	30:2	一位施救者時，30:2；兩位以上施救者 15:2	
重複胸部按壓及人工呼吸直到患者有反應或正常呼吸，抑或是專業人員到達為止			
D（去顫）	使用成人 AED 及成人電擊貼片	優先使用兒童 AED 及兒童電擊貼片；如果沒有，則使用成人 AED 及成人電擊貼片	如果沒有可以使用手動電擊的專業人員在場，則使用兒童 AED 及兒童電擊貼片，若是仍沒有，則使用成人 AED 及成人電擊貼片

資料來源：衛生福利部公共場所 AED 急救資訊網(2021)．*2021 民眾版心肺復甦術參考指引摘要表*。https://tw-aed.mohw.gov.tw/ShowNews.jsp?NewsID=34

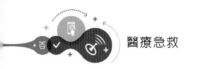

四、心肺復甦術注意事項

1. 胸部按壓

   (1) 需在平坦且堅硬的地方操作，且頭部不可高於心臟，避免對患者造成傷害。

   (2) 施壓時力道需平穩且頻率一致，下壓及放鬆時間各占一半。

   (3) 手掌需重疊交叉，手指不可壓在胸骨或肋骨上，以防骨折（圖 10-2）。

   (4) 未施壓時保持掌根放鬆，但勿移開雙手，減少重新定位的時間。

2. 人工呼吸

   (1) 不可猛力吹氣，且速度不宜過快，防止胃部脹氣造成嘔吐。

   (2) 若口腔無法打開或嚴重受損者，可改採口對鼻人工呼吸。

3. **胸前重擊**：目前的研究表示此方法效果不佳，且不支持對無人目擊的心跳停止患者執行胸前重擊；倘若剛好目擊患者突然倒下，又無法立即取得電擊器時才考慮執行，但不可因此延遲 CPR 和電擊。方法為於胸骨中段上方 20~30 公分處以拳頭重擊。

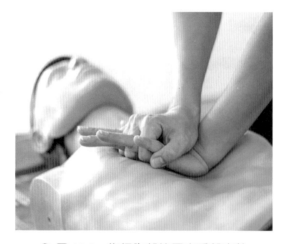

❯ 圖 10-2　施行胸部按壓之手部姿勢

五、可考慮停止操作 CPR 時的條件

1. 已恢復自主呼吸、心跳或肢體有動作。

2. 施救者已精疲力盡，無法再繼續施行急救。

3. 有經過訓練的他人可接替急救時。

4. 專業人員接手時。

5. 醫師宣布死亡時。

六、相關法律

　　世界先進各國透過《善良撒馬利亞人法》(Good Samaritan Law)以保護救助者免於施救過程中意外造成患者傷害之法律究責，臺灣則是於緊急醫療救護法第十四之二條中明文規定：救護人員以外之人，為免除他人生命之急迫危險，使用緊急救護設備或施予急救措施者，適用《民法》、《刑法》緊急避難免責之規定。救護人員於非值勤期間，前項規定亦適用之。

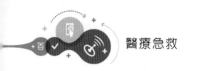

 學習評量　CHAPTER REVIEW

1. 關於 CPR 的敘述,何者正確?(A)口訣為叫叫 CABD　(B)口訣為叫叫 ABC (C)一定要執行人工呼吸　(D)以上皆是。

2. 胸部按壓的原則,何者為非?(A)用力壓　(B)快快壓　(C)胸回彈　(D)可中斷。

3. 關於人工呼吸的敘述,何者為非?(A)每次吹氣一秒鐘　(B)吹氣後胸部需有起伏　(C)需快速且用力給氣　(D)口腔受損者改採口對鼻人工呼吸。

4. 關於 CPR 的注意事項,何者為非?(A)需在平坦堅硬的地方操作　(B)手指平放於患者胸部　(C)胸部按壓時力道一致　(D)胸部重擊效果不佳。

5. 關於可停止 CPR 的條件,何者為非?(A)恢復自主呼吸　(B)肢體有動作 (C)施救者自行判斷患者死亡　(D)施救者精疲力盡。

解答　1.(A)　2.(D)　3.(C)　4.(B)　5.(C)

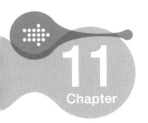

呼吸道異物梗塞

呼吸道異物梗塞是指因咀嚼食物時倉促吞嚥，或異物誤入氣道，造成呼吸道被異物全部或部分堵住。若 4~6 分鐘內不施予異物梗塞急救法，會造成呼吸停止而死亡。呼吸道異物梗塞的常見原因如下：

1. 口中含食物時興奮的說話或大笑、跑步、遊戲等，使食物誤入呼吸道。

2. 戴假牙的人在咀嚼及吞嚥時，因不易感覺食物的大小而誤吞入食物。

3. 小孩常因喜歡將東西放入口中而誤入氣道。

4. 昏迷或酒醉的患者嘔吐物誤入氣道。

一、呼吸道異物梗塞的症狀

（一）呼吸道部分梗塞

如果是輕度呼吸道部分阻塞，此時梗塞者尚能呼吸，並會出現劇烈咳嗽、呼吸喘的現象。

（二）呼吸道完全梗塞

梗塞者已完全不能呼吸、不能說話，無咳嗽聲音、臉漲紅、一手或兩手捏住脖子，出現拇指與其他四指成 V 字型，置於喉部，為呼吸道嚴重梗塞時常見之姿勢（圖 11-1）。

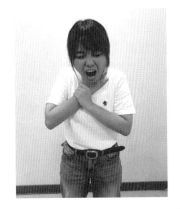

▶ 圖 11-1　呼吸道嚴重梗塞之姿勢

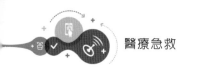

二、呼吸道異物梗塞的急救

（一）成人的急救

1. 意識清楚者

(1) 如果是輕度呼吸道部分阻塞，此時不可拍打其背部，只要在一旁鼓勵他用力咳嗽，設法自行將異物咳出，並觀察是否會轉變為呼吸道完全梗塞。

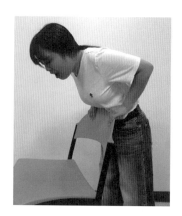

❷ 圖 11-2　自救腹壓法

(2) 自救腹壓法

如果是自己發生異物梗塞，又無旁人相助時，可一手握拳放在上腹部，另一手包握拳頭，快速往後上方擠壓；或是頂住平坦堅固的椅背、扶手、欄杆或水槽邊，用力下壓，也能把異物吐出（圖 11-2）。

(3) 哈姆立克法（腹部壓擠法）

施救者站在患者背後，以雙臂環繞其腰部，一手握成拳頭，用拇指和食指側面貼在患者肚臍上一橫指位置，另一手包覆拳頭，快速往後上方推擠，重複操作直到異物移出。

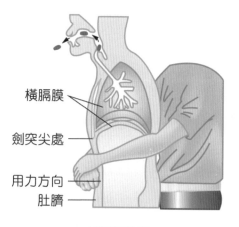

橫膈膜
劍突尖處
用力方向
肚臍

(a)施行位置

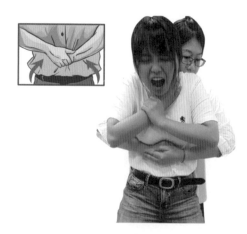

(b)急救姿勢

❷ 圖 11-3　哈姆立克法

(4) 胸壓法

　　施救者雙手的握拳方式和腹推法一樣，但拳頭放在胸骨的下半部（胸外按壓位置）往內做胸部擠壓，適用於孕婦、非常肥胖或有啤酒肚的患者。

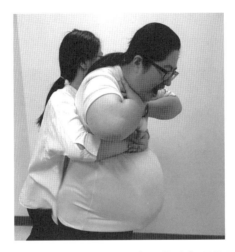

⊙ 圖 11-4　孕婦哈姆立克急救法施壓位置

2. 意識昏迷者

(1) 讓患者安全躺在地上，並使其仰臥。

(2) 立即求救。

(3) 檢查患者口中有無異物，若「有」則以手指探掃法挖出；「無」則以壓額抬腭法施行人工呼吸（圖 11-5）。

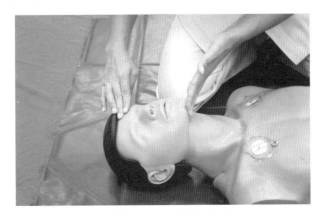

⊙ 圖 11-5　壓額抬腭法

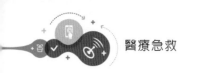

(4) 若氣仍無法吹進，或吹氣時胸部沒有起伏，則施救者用一手掌置於患者上腹部中央，另一手覆蓋其上，雙臂打直用掌根力量快速向上向前推擠（圖 11-6）。

(5) 打開患者嘴巴，以手指探掃法挖出異物。

(6) 重複(3)~(5)的步驟，直到阻塞解除，可將氣吹入為止。

(7) 視情況實行心肺復甦術。

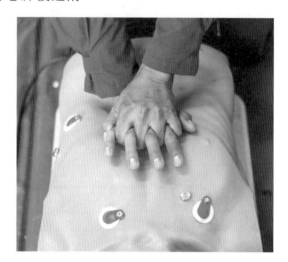

● 圖 11-6　用掌根向上向前推擠排出異物

（二）嬰兒的急救

採用背部叩擊及胸部推擠，方式如下：

1. 嬰兒俯臥跨於施救者前臂上，以一手將嬰兒身體整個托起。

2. 嬰兒頭低於軀幹，呈頭下腳上姿勢。

3. 施救者的手掌在嬰兒兩個肩胛骨間用力叩擊 5 下（圖 11-1(a)）。

4. 將嬰兒翻轉呈面向上之臥姿，在兩乳頭連線中央下方部位施行 5 次胸部推擠（圖 11-1(b)）。

5. 重複操作直到異物移出。

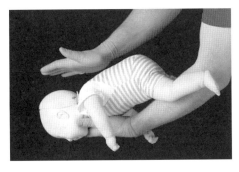 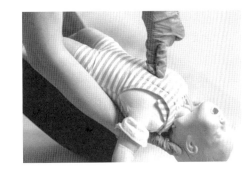

(a)背部叩擊　　　　　　　　　　　(b)胸部推擠

▶ 圖 11-7　嬰兒呼吸道阻塞急救法

三、預防呼吸道異物梗塞的方法

1. 吃東西時，勿高談闊論，縱聲大笑。

2. 老人家食用高黏稠性食物時（如麻糬、年糕、粽子），要小口吃並細嚼慢嚥。

3. 很多食物也潛藏著阻塞的危機，像果凍、香腸、圓形小顆水果、硬的肉塊、口香糖等，食用時要格外小心。

4. 在小孩觸目所及的地方，千萬不要放置細小的物品，如硬幣、鈕扣、珠子等，以免誤入氣道。

5. 避免將葡萄、熱狗、生紅蘿蔔、花生等餵食予幼童。可鼓勵小孩細嚼慢嚥，同時要求在用餐時需坐好，口中有食物時不可以跑跳、走動或是躺下。

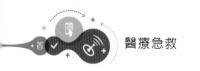

 學習評量

CHAPTER REVIEW

1. 當你發現一位長者在進食時嗆到，滿臉通紅，並不斷地大力咳嗽，此時應該如何協助他？(A)立刻用手拍打其背部協助咳出　(B)不干擾其咳嗽，繼續觀察咳嗽聲音　(C)讓患者躺下，給予哈姆立克急救法　(D)盡速雙臂環抱其腰，進行哈姆立克急救法。

2. 孕婦發生呼吸道梗塞的情況時，下列何種處理方式最適當？(A)腹戳法　(B)胸壓法　(C)刺激喉頭法　(D)鼓勵孕婦多喝水。

3. 對於有意識的呼吸道阻塞患者，適當之處理步驟為何？(A)若仍可以呼吸、咳嗽時，鼓勵患者用力咳嗽　(B)若無法呼吸、說話時，立刻給予哈姆立克法急救　(C)應持續做到阻塞解除或意識昏迷為止　(D)以上皆是。

4. 嬰兒上呼吸道阻塞之急救，以下何者為誤？(A)先將嬰兒以雙手固定頭頸部，放置大腿上　(B)擺成頭下腳上姿勢　(C)拍背五下，壓胸五下，口中看見異物，挖出再吹，否則直接吹　(D)若吹不進氣，則持續嘗試挖出異物，直到吹進氣為止。

5. 下列何種情境要施行哈姆立克法？(A)氣道部分阻塞患者仍可以呼吸咳嗽　(B)人工呼吸時，吹一口氣胸部無起伏者　(C)患者雙手抓住喉嚨，臉部潮紅，無法說話、咳嗽　(D)以上皆是。

解答　1.(B)　2.(B)　3.(D)　4.(D)　5.(C)

12 冷、熱的傷害

一、熱的傷害

　　船舶火災往往因空間狹小且隔艙複雜、不易通風及換氣，內部容易充滿高溫和濃煙，加上船舶上通常使用之油品是屬於中、重質油品，一旦引燃必定造成重大傷害。

（一）　燒燙傷

　　常見燒燙傷發生的原因，一般可分類為：熱液燙傷、火焰燙傷、化學物質灼傷、電灼傷（表 12-1），以及其他原因（如接觸到高溫金屬，以及輻射線燒傷，如 X 射線或紫外線等）。

表 12-1　常見燒燙傷原因發生原因與處理方式

發生原因	症狀特徵	處理方式
熱液燙傷 （接觸熱液、熱油、蒸氣）	皮膚淺紅，出現白色水泡，有劇烈疼痛及灼熱感	1. 沖：用流動的冷水沖洗 15 分鐘 2. 脫：除去衣物，若傷口與衣物沾黏在一起時，勿強行剪開 3. 泡：將傷口持續在冷水中 30 分鐘 4. 蓋：用清潔的布覆蓋傷口 5. 送：盡速送醫
火焰燙傷 （瓦斯爆炸、火災）	出現水泡，皮膚乾硬，神經末梢遭破壞不覺得疼痛	以手蓋住眼睛，立即躺下翻滾或用大毛巾包住滅火，待冷卻後依熱液燙傷處理
化學物質灼傷 （接觸強酸、強鹼）	一般不起水泡，會迅速結痂，成焦碳狀	立即用冷水沖洗部位至少 30 分鐘以上，若傷及眼睛應睜開眼睛以大量的水沖洗
電灼傷 （接觸高壓電）	電流進出口處的皮膚、肌肉等組織的燒傷和壞死	先切斷電源，立即送醫急救，不需沖洗傷口

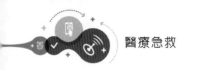

◎ 影響燒傷嚴重度的因素

1. **燒傷的面積**：以總體表面積之百分率來表示，若達 20%以上，即可危及性命。

2. **燒傷的部位**：上半身燒傷，或者是波及頭部、頸部及胸部燒傷的死亡率較高。

3. **燒傷深度的分類**（表 12-2、圖 12-1）。

4. **伴隨的傷害**：燒傷的同時若併有其他的傷害，會加重其嚴重度。

表 12-2 燒傷深度的分類

燒傷分類	舉例	皮膚受損程度	症狀	傷口癒合時間與情形
一度燒傷	曬傷、熱水燙傷	表皮	皮膚發紅、有觸痛感，不會產生水泡	1 週內脫皮，可自行癒合
淺真皮燒傷（淺二度燒傷）	爆炸、開水燙傷	表皮、真皮乳頭層	表皮閃亮呈粉紅色，可見腫脹、起水泡，劇烈疼痛	14 天以內癒合，輕微疤痕或無
深真皮燒傷（深二度燒傷）	火焰燒傷（酒精、汽油）	表皮、真皮網狀層	傷口較乾，較不痛	癒合需 21 天以上，有疤痕
三度燒傷	電燒傷	表皮、真皮、皮下脂肪	皮膚死白色或焦黑、乾硬如皮革	需以植皮癒合傷口，有功能障礙
四度燒傷	電燒傷	表皮、真皮、皮下組織、肌肉及骨骼	皮膚外觀看見電流入口及出口，皮膚呈焦炭狀、乾燥、堅硬似皮革，無彈性。因知覺遲鈍、麻木，所以幾乎無痛覺	需要多次清創傷口以及植皮或手術

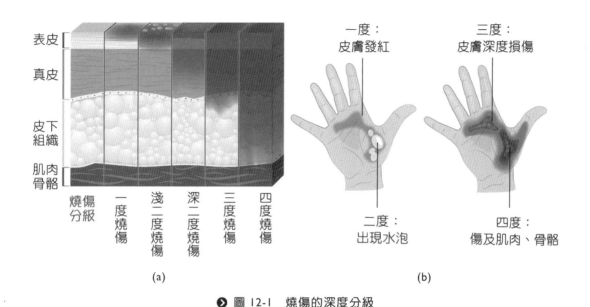

一度：
皮膚發紅

三度：
皮膚深度損傷

二度：
出現水泡

四度：
傷及肌肉、骨骼

(a)　　　　　　　　　　　(b)

● 圖 12-1　燒傷的深度分級

◎ 燒傷面積的估算

　　燒傷面積的大小是以燒傷面積所占身體表面積的百分比來表示，二度以上的傷口才列入面積的計算。

1. **九法則**：適用於成人，為快速簡便估算，頭部、上肢各為 9%（共 27%），身體軀幹前、後各為 18%（共 36%），兩下肢各為 18%（共 36%），會陰部為 1%。（圖 12-2）。

2. **手掌方法**：適用於成人及兒童，手掌的面積約相當於其身體表面積的 1%，只適用於小面積燒燙傷計算。

◎ 燒傷的緊急處理

　　當發生燒燙傷時，依照不同程度的傷害而有不同處理方式：

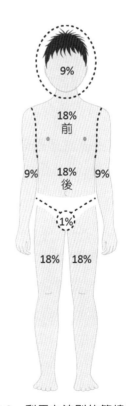

● 圖 12-2　利用九法則估算燒傷的面積

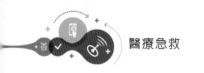

1. 輕微燒燙傷處理原則

燒燙傷急救五步驟為「沖、脫、泡、蓋、送」（圖 12-3），一旦發生燒燙傷，不論傷口大小或嚴重程度，最重要的是立刻沖冷水，在冷水下沖 15~30 分鐘，可避免高溫持續停留在皮膚上。但勿以冰敷的方式來降溫，反而容易發生凍傷。

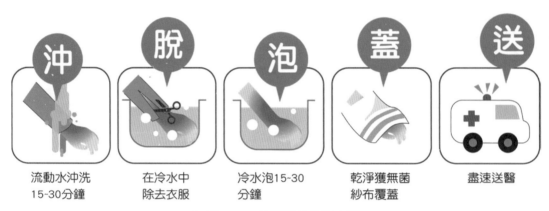

沖	脫	泡	蓋	送
流動水沖洗15-30分鐘	在冷水中除去衣服	冷水泡15-30分鐘	乾淨獲無菌紗布覆蓋	盡速送醫

❥ 圖 12-3　燒燙傷急救五步驟

民間流傳建議的膏狀產品（如牙膏、小護士、凡士林等），若覆蓋於皮膚上，反而會將「熱度」包覆住，減緩皮膚降溫的速度。

2. 嚴重燒燙傷處理原則

(1) 排除熱原並與之隔絕。身上著火時，臥倒後滾動或用棉被或大布單包住，切勿奔跑，以免助長火勢。

(2) 維持呼吸及血液循環，必要時施行心肺復甦術(CPR)。

(3) 移去燒灼衣物，防止吸入性損傷。但黏於傷處之衣物不可強行去除，以免造成皮膚受損。

(4) 除下傷處附近的飾品和緊身衣物，以使血液循環通暢。

(5) 持續用冷水沖洗傷處約 15~30 分鐘，以減輕疼痛、腫脹及降低傷害。如傷處出現水泡，保持其完整性，以防止傷口發炎。

(6) 以消毒、清潔的潮濕布料或床單覆蓋傷處以避免水分喪失、感染及減輕疼痛；其他部位以乾性溫暖的覆蓋物覆之，以防止熱喪失。

(7) 大面積燒傷的傷者因其腸蠕動緩慢，因此勿由口攝入任何物質，以防止吸入嘔吐物。

(8) 盡速送往鄰近醫院診治。

（二）化學性灼傷

　　大部分的化學灼傷是由強酸和強鹼物質造成的，可能發生在職場或任何會使用化學物質的場合，造成化學灼傷的常見產品包括：汽車電瓶強酸、漂白水、氨水、牙齒美白產品、泳池氯化消毒劑等。化學性灼傷一般區分為酸類灼傷與鹼類灼傷，強鹼腐蝕性較強酸強，傷害更大。

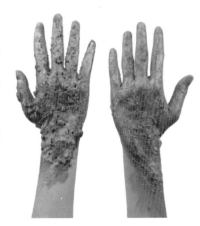

❯ 圖 12-4　化學性灼傷

◎ 症狀

1. 患者可能感覺皮膚刺痛，出現紅斑、水泡。

2. 受傷眼睛劇烈疼痛、怕光、緊閉、腫脹或淚水直流。

◎ 化學性灼傷緊急處理

1. 應立即除去沾有化學物品之衣服，必要時剪開衣物減少化學物品接觸皮膚的面積。

2. 以穩定的水流持續沖洗灼傷處至少 30 分鐘。但以下三點除外：
   (1) 若化學藥劑為粉狀（如石灰粉、結晶狀的通樂），應先將粉末從傷者的皮膚上刷掉，並將汙染的衣服脫掉，再以水沖洗之。
   (2) 濃縮硫酸會產生熱度，當混於水時會引起更嚴重灼傷，故應先將硫酸去除再沖水。

3. 不可使用中和溶液，如醋、蘇打水等，以免造成更嚴重灼傷。

4. 若有眼部受到潑及，用大量清水由眼睛內角向眼睛外角沖洗，注意勿將化學物沖至另一眼；若戴有隱形眼鏡則需拿掉，避免妨礙對眼睛的沖洗。

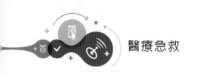

5. 使用乾淨敷料或布品覆蓋灼傷處，並將患者轉送醫院。若可能的話，將化學藥物的名稱記住，並攜帶或拍照化學藥物的容器至醫院。

◎ 預防化學性灼傷之注意事項

1. 認清化學物品的特性，適當使用減少意外發生。

2. 最好不要儲存強酸或強鹼等物品，清洗廚房浴室宜使用較安全之清潔劑。

3. 化學物品應妥善存放，勿以飲料空瓶來盛裝上述危險溶液，以免誤食。

4. 使用化學物品前，必須詳細閱讀使用方法。

5. 接觸化學物品時，應戴護目鏡及手套。

（三）電擊傷害

　　電擊傷是指電流所導致人體之損傷。電擊傷並非真正燒傷，由電流轉為熱，造成血管和肌肉的損傷。常因不小心誤觸電源插座，或修理電器相關物品時碰觸到電源、工作時不小心誤觸活動範圍內的高壓電線造成、閃電擊傷。

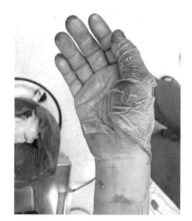

◎ 症狀

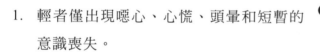
● 圖 12-5　電擊傷害後，皮膚灼傷脫皮

1. 輕者僅出現噁心、心慌、頭暈和短暫的意識喪失。

2. 主要表現為皮膚灼傷，以電流入口處損傷最為嚴重。電流入口及出口的皮膚無血色、明顯而凹陷的邊緣，或呈燒焦狀。

3. 電流通過頭部或胸部可能產生致命的傷害。經胸電流可能會引起心臟心肌的受損，造成心跳停止；經頭部電流可能會引起直接腦部損傷、癲癇發作、呼吸停止和癱瘓。

◎ 電擊傷害緊急處理

1. 應設法切斷電源或用乾燥的棒子將傷者撥離電源，千萬不可直接以手碰觸傷者，以免電流經傷者傳導而使本身受傷。

2. 受傷者若呼吸或心跳停止時，應立即施行人工呼吸及心肺復甦術。

3. 將電擊傷部位冷卻，並以潮濕消毒的敷料覆蓋。

4. 安撫傷者，令其靜臥休息。

5. 盡速送醫，接受診治。

◎ 預防電擊傷害之注意事項

1. 接觸電插座及電源開關應有安全絕緣的防護措施。

2. 在戶外不要任意觸摸垂落在半空中或掉落在地面上的電線。

3. 手潮濕時避免接觸電源。

4. 勿在潮濕的浴室使用吹風機或電刮鬍刀，避免導電。

（四）熱衰竭及中暑

當所處環境溫度過高，身體無法將過多體熱散失到外界高溫環境中，即會引起熱衰竭或中暑。熱衰竭多被歸類在中暑前兆，如果處理不當，或身體持續無法散發熱量，就會演變成中暑。

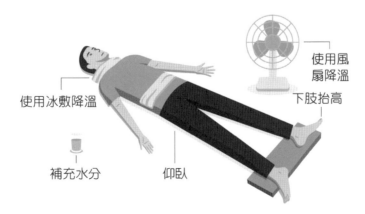

使用風扇降溫

下肢抬高

使用冰敷降溫

補充水分　　仰臥

▶ 圖 12-6　熱衰竭及中暑之緊急處理

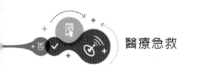

表 12-3　熱衰竭與中暑之比較

種類	定義	症狀	緊急處理
熱衰竭	在熱的環境下過久，持續的流汗，且未補充適當的鹽分及水分，造成全身性不舒服	• 體溫正常或升高，通常＜40°C • 大量流汗 • 皮膚蒼白濕冷 • 口渴、噁心嘔吐、頭痛、眩暈	• 移至陰涼通風處 • 採垂頭仰臥或稍微將下肢抬高姿勢 • 除去過多衣物，鬆開身上束縛的衣物 • 可用濕冷毛巾擦拭身體，或以風扇、灑水方式幫助降溫 • 意識清醒者，可喝冷飲，最好是冷鹽水 • 若有嘔吐則側躺，以避免吸入性肺炎
中暑	長期處於高溫環境，身體無法排汗散熱，使體溫上升，同時中樞神經的功能出現障礙，有危及生命的狀況	• 體溫升高＞40°C • 流汗減少或無汗 • 皮膚潮紅乾熱 • 意識混亂、眩暈、視力模糊；更惡化時，血壓下降、昏迷	• 同「熱衰竭」 • 若患者昏迷，可採取復甦姿勢，持呼吸道通暢。如果一直未恢復意識，應立即送醫

◎ 預防熱衰竭及中暑之注意事項

1. 避免在大太陽底下活動，尤其是上午 10 點到下午 2 點。

2. 高溫容易加速水分流失，養成隨時喝水的習慣。運動前 2 小時至少要喝水 500 毫升；運動超過 1 小時應該喝一些含少許鹽分的水。

3. 避免過於緊身、悶熱的穿著，以透氣、輕薄的材質為主。

二、冷的傷害

（一）凍傷

凍傷是由於長期處於極為寒冷的狀態下，而引起的人體局部或全身性的傷害，如神經損傷（主要是麻木或疼痛）及組織破壞，甚至因此失去手指或腳趾。

◎ 症狀

輕時可造成皮膚組織的紅腫、局部血液流通不暢，並會產生發癢、刺痛、麻木等感覺；重時則會伴隨失溫，血管壞死，然後喪失知覺，造成全身永久性的損傷，可能危及性命。

1. 主要發生於耳垂、鼻尖、手指、腳趾。

2. 患處呈蠟白狀、僵硬、麻木、喪失感覺、刺痛，可能會出現水腫與水泡、或壞死。

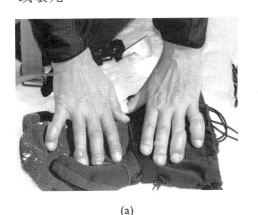
(a)

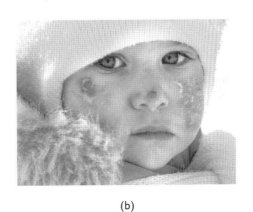
(b)

> ◉ 圖 12-7 凍傷出現水腫與水泡

◎ 凍傷緊急處理

1. 換下潮溼的衣褲襪子和太緊的鞋子。

2. 不可搓揉凍傷部位或過度活動，以避免對組織造成傷害。

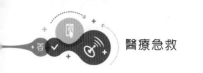

3. 保暖：將傷者移至室內溫暖處，或泡溫水(40℃)，勿使用熱水，直到感覺恢復或膚色恢復正常。

4. 加溫中及回溫後會產生劇痛，可給予止痛劑。

5. 給予熱飲、酒等飲料。

6. 不可將水泡弄破，且勿塗抹任何藥膏。

7. 盡速送醫，接受診治。

學習評量　　　　　　　　　　　　　　　CHAPTER REVIEW

1. 有關燒傷患者的緊急處理措施五步驟之敘述，下列何者錯誤？(A)沖：以流動的冷水沖患部　(B)脫：用剪刀移除衣物，若衣物與傷口沾黏，勿強行脫除　(C)泡：將患部泡在冰水中降溫，將餘熱去除減輕疼痛感　(D)蓋：以乾淨的衣物、毛毯、紗布等覆蓋，保存體溫且避免汙染傷口。

2. 患部起水泡屬於第：(A)一度　(B)二度　(C)三度　(D)四度　的燒燙傷。

3. 以下有關凍傷的描述，何者不恰當？(A)最易發生凍傷的部位為鼻子、耳朵、手指和腳趾　(B)凍傷發生的原因是身體遇冷血管收縮，致使組織受傷　(C)發生凍傷時應將凍傷部位泡入熱水中　(D)壞死的凍傷組織可能需行擴創術或截肢。

4. 若運動員出現皮膚乾熱且體溫非常高（＞攝氏 40 度）時，應懷疑有下列何種熱疾病？(A)熱痙攣　(B)熱中暑　(C)熱衰竭　(D)熱疲勞。

5. 當遭到高壓電的傷害是屬於：(A)乾灼傷　(B)化學燒傷　(C)放射線燒傷　(D)電燒傷。

解答　1.(C)　2.(B)　3.(C)　4.(B)　5.(D)

MEMO /

13 Chapter 中毒

一、中毒的定義

中毒意指生物體遭受有毒物質侵害,而導致身體功能受損,甚至死亡。急性中毒是短時間接觸毒物所造成的中毒現象,其症狀嚴重度與接觸毒物的濃度、面積與時間有關;慢性中毒則是長時間、多次接觸毒物造成的中毒,症狀不會馬上出現,通常是在接觸毒物一段時間後,中毒者的健康狀況慢慢變差,常見如重金屬中毒。一般毒物進入身體的途徑如下:

1. **呼吸道**:一氧化碳中毒、氰化物中毒。

2. **消化道**:食物中毒、腐蝕性毒物中毒、藥物中毒。

3. **皮膚**:接觸到有毒植物或化學物質而造成接觸性過敏反應,如紅、腫、癢、疹子等。

4. **血液**:注入藥物造成中毒,如注射高劑量氯化鉀、毒蛇或昆蟲咬傷等。

二、食物中毒

1. **食物中毒定義與種類**:食物中毒是 2 人或 2 人以上吃了遭微生物或其毒素(如細菌、真菌及其毒謝物)汙染的食物,引起消化道不適等症狀。除了微生物之外,食物中毒還有天然毒素、化學性中毒、過敏性中毒等類型(表 13-1)。

2. **食物中毒的症狀**:典型症狀主要為消化道不適,例如噁心、嘔吐、腹痛、腹瀉,甚至發燒;天然毒素引起的食物中毒除了嘔吐外,還可能有神經麻痺、頭痛,甚至運動失調、血壓下降、肌肉鬆弛,致呼吸抑制而死亡。化學性食物中毒所造成的慢性中毒則可能使肝、腎病變。

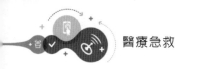
3. 預防：

(1) 注意食物之新鮮度與保存方式、保存期限，需冷藏的食物買回來後應盡
速冷藏或調理，調理過的食物應盡早食用或冷藏。

(2) 徹底清潔食物、食器及烹調食物的場所，保持清潔衛生。

(3) 不吃生食，食物要煮熟後才能吃。

(4) 調理食物前應清洗雙手，手部有傷口須包紮好後才能料理食物。

4. 處理原則：

(1) 盡速送醫急救。

(2) 保留剩餘的食物、患者的嘔吐物、排泄物等，以便醫院化驗、診斷。

(3) 若為腹瀉的群聚事件，可能是諾羅病毒或輪狀病毒感染，需消毒環境與
物品表面，清理嘔吐物或排泄物時要戴手套與口罩，讓患者好好休息並
與其他人員隔離，以免傳染給別人。

表 13-1　食物中毒的種類

種類	病原及食物來源
細菌性中毒	・大腸桿菌：來自不乾淨或處理不當的食物，如生熟食交叉感染、生水未煮沸等 ・沙門氏菌：攝食遭汙染的蛋、肉、乳品等 ・金黃色葡萄球菌：殺菌不良或加工過程汙染的食物 ・腸炎弧菌：生食海鮮 ・肉毒桿菌：食品加工過程汙染，常見於罐頭、醃漬品、香腸、火腿等
病毒性中毒	・諾羅病毒、輪狀病毒
真菌毒素中毒	・黃麴毒素：來自花生、玉米、高粱、稻米等 ・黃變米毒素：變質米
天然毒素	・動物性毒素：河豚、捲貝 ・植物性毒素：毒菇、發芽馬鈴薯、姑婆芋
化學性中毒	・違法食品添加物、重金屬（鎘、鉛、砷）、農藥
過敏性中毒	・組織胺、味精

三、天然毒素中毒

有些動植物本身就含有毒素，誤食或碰觸到可能引起食物中毒或接觸性過敏反應。

（一）動物性毒素

1. **河豚**：部分種類河豚無毒，有毒的河豚多為神經性毒素，毒素主要分布在卵巢、肝臟，其次為精巢、皮、腸與血液，食用後最快 20 分鐘就會產生中毒症狀，包括口腔發麻、嘔吐、頭痛、感覺麻痺，甚至呼吸抑制而死亡。河豚中毒者沒有解藥，必須靠催吐、洗胃來減少殘毒，因此除非為有證照的廚師，千萬不要隨便烹煮河豚食用。

2. **貝類**：捲貝中毒嚴重者會有劇烈腹痛、意識不清等症狀；貽貝、帆玄貝、西施舌等中毒最快食用後 30 分鐘就會出現不適症狀，包括口腔麻痺、灼熱感、運動困難、甚至呼吸抑制。尤其船員身處四面環海的環境，沒見過的野生貝類最好不要輕易食用。

（二）植物性毒素

1. **姑婆芋**：外觀與芋頭葉相似，全株都有毒，毒素對表皮及黏膜有刺激及腐蝕性，同時具有神經毒，汁液沾到手會造成皮膚癢，噴濺到眼睛可能導致失明，誤食則會出現口腔麻痺、喉嚨痛、流口水、吞嚥困難、胃灼痛等症狀。皮膚誤觸時可以醋清洗，眼睛則以大量生理食鹽水沖洗，誤食可先喝冰水、牛奶、大量糖水稀釋毒素、減少吸收（圖 13-1）。

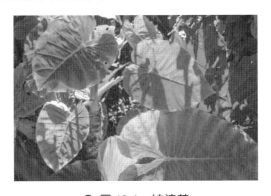

◐ 圖 13-1　姑婆芋

2. **發芽馬鈴薯**：馬鈴薯發芽部位會產生茄靈(Solanine)，為生物鹼的一種，會造成噁心、嘔吐、腹痛、腹瀉、頭痛等症狀，多發生在食用後 2~24 小時，腹瀉則可能持續 3~6 天。所幸茄靈大約 35 個小時左右就會被身體代謝掉，不會蓄積體內。為預防中毒，馬鈴薯應存放在低溫環境、避免無陽光直射，輕度發芽的馬鈴薯食用時應深入挖掉整個芽點並削掉周圍的皮，發芽太多且外皮呈黑綠色的馬鈴薯則應丟棄，不可食用（圖 13-2）。

3. **毒菇**：菇類種類繁多，雖然知道顏色過於鮮豔的菇類可能為毒菇，但有些毒菇與一般可食用菇類長相相似，難以從外觀來區別，如綠褶菇，因此千萬不要自行摘採野生菇類食用。有毒菇類的毒性類型包括腸胃型、神經型、肝臟損傷型、溶血型、皮膚炎型毒素，食用後嚴重可能會造成永久性器官損傷，甚至死亡。若誤食毒菇，應盡速就醫，保留剩餘的毒菇，供醫師診斷與處置（圖 13-3）。

　　除上述植物外，在臺灣引起中毒的植物還包含夾竹桃、咬人貓、咬人狗、毛地黃、曼陀羅花、日日春、黃金葛、刺茄、蘇鐵、八角蓮等，常造成皮膚紅腫、發癢，可以用肥皂及大量清水清洗接觸部位，以稀釋毒素，嚴重者應盡速就醫。

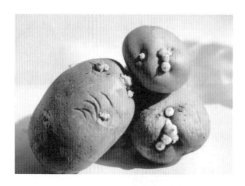

❯ 圖 13-2　發芽馬鈴薯

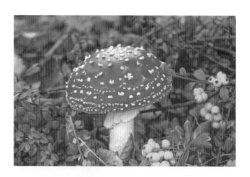

❯ 圖 13-3　毒菇

四、腐蝕性毒物中毒

常見的腐蝕性化學物質有酸性的硫酸、硝酸、鹽酸、汽車電瓶，及鹼性的漂白水、氨水、馬通疏通劑等，接觸到皮膚時會造成皮膚發紅、麻痺、焦黑、壞死等，噴濺到眼睛則造成視力受損、失明，誤食可能有食道或胃灼傷、穿孔、咳嗽、暈眩、頭痛、抽搐、呼吸急促、低血壓、休克、呼吸衰竭，甚至死亡。腐蝕性毒物中毒時應立即給予急救處理，以大量清水清洗皮膚或眼睛，並移除患部衣物或飾品。若是誤食腐蝕性毒物應立即就醫，並記好誤食的化學物質種類或把殘留的容器一起攜至醫院，千萬不要自行催吐或擅自服用中和劑（如誤喝鹽酸後再喝強鹼來中和），以免造成二度傷害。

五、藥物中毒

(一) 巴拉刈中毒

為廣泛使用之除草劑，具腐蝕性，可經由皮膚接觸、吸入或食用等進入體內，其刺激細胞氧化還原反應產生過氧離子(O_2^-)，此為有毒物質，會對細胞膜和結締組織造成嚴重破壞，特別是肺臟，而最先受到傷害的則是腎臟及肝臟，症狀如下：

1. 嘴唇、口腔黏膜及咽喉：潰爛。

2. 皮疹、指甲易裂。

3. 角膜潰瘍。

4. 肝、腎衰竭（通常於 24 小時內出現）。

5. 呼吸衰竭。

6. 心律不整。

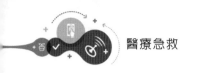

（二）有機磷中毒

有機磷農藥常出現類似蒜頭的味道；其進入體內的途徑與巴拉刈相同，症狀如下：

1. 瞳孔縮小、腹痛、頻尿、呼吸喘。

2. 流口水、流淚、痰液變多。

3. 心跳變慢、血壓下降。

4. 痙攣、抽搐。

（三）鎮靜類藥物中毒

包含苯二氮平類(Benzodiazepines, BZD)及巴比妥酸鹽類(Barbiturates)藥物，前者是目前最常使用的鎮靜安眠藥物，後者則常被濫用，主要有Secobarbital（俗稱紅中）及 Amobarbital（俗稱青發）。中毒症狀包含意識混亂、口齒不清、眼球震顫、昏迷、低血壓或呼吸中止。

（四）酒精中毒

短時間過量飲酒可能會造成急性酒精中毒，初期症狀會表現出異常欣快、口齒不清、步態和情緒不穩等，若血中酒精濃度繼續升高，則會出現中樞神經系統抑制症狀，如神經反射降低、呼吸抑制、血壓下降等導致昏迷，嚴重者甚至死亡。

（五）樟腦油

誤食會刺激口腔，產生灼熱感或出現噁心、嘔吐；急性中毒症狀常於 5~30 分鐘內發生，如抽搐、呼吸衰竭、休克等。

（六）藥物中毒處理原則

首重維持中毒者之生命徵象，暢通呼吸道，必要時給予急救並盡快送醫救治。注意事項如下：

1. 催吐禁忌：6 個月以下嬰兒、昏迷或神智不清、吞服腐蝕性物質者（包含樟腦油）不可催吐，以防二次傷害或吸入性肺炎，如意識清醒，發生 2 小時內可給予牛奶中和。

2. 誤食非腐蝕性物質時可催吐，如有機磷。

3. 巴拉刈中毒者不可給予氧氣，會加重組織毒性。

4. 將可疑容器、標籤、藥物、嘔吐物或排泄物一同攜帶送醫，以利診斷。

六、一氧化碳中毒

（一）病因

為最常見的氣體中毒，因燃料燃燒不完全所致；當處於通風不良之場所便極易造成中毒現象，如熱水器裝置於室內等。

（二）症狀

一氧化碳無色、無味，與血紅素之親和力為氧氣的 200 倍，當其與血紅素結合後，會形成碳氧血紅蛋白(COHb)，導致組織迅速缺氧。COHb>10%時開始出現中毒症狀，如意識混亂、暈眩、頭痛、肌肉無力、噁心嘔吐、視力模糊及皮膚粘膜變為粉色；超過 60%時則會昏迷，甚至死亡。

（三）處理方式

1. 施救者需先確認環境安全性，評估進入現場是否合宜，若可行，則打開門窗並將中毒者移出。

2. 給予 100%的氧氣。

3. 如呼吸中止則立即施行 CPR。

4. 盡快送醫救治。

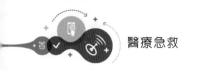

七、常見家庭中毒

家庭中毒常見的物品包含清潔劑、含鉛物質、殺蟲劑及滅鼠劑，尤其需慎防誤食。

（一）清潔劑

如誤食肥皂、洗潔精、洗衣粉、漂白粉等，會造成口腔黏膜及食道灼傷，處理方式詳見上述「藥物中毒處理原則」。

（二）鉛中毒

含鉛物質如糖果紙、油漆、鉛筆等，通常需長久且大量接觸才會造成中毒現象，中毒症狀包含抽搐、昏迷等中樞神經系統傷害，處理方式詳見上述「藥物中毒處理原則」。

（三）殺蟲劑及滅鼠劑

殺蟲劑多屬有機磷類，而滅鼠劑種類眾多，較常見的殺鼠劑中毒是 Coumarin Derivatives 類毒餌，如滅鼠靈、獵鼠和得伐鼠，處理方式詳見上述「藥物中毒處理原則」。

學習評量　　　　　　　　　　　　CHAPTER REVIEW

1. 阿銀這個月存款見底了，只好去山裡面採野菜果腹，請問下列哪種食物是他可以採來吃的？(A)顏色鮮艷漂亮的香菇　(B)別人吃剩丟在路邊發出酸味的便當　(C)剛從土裡挖出來新鮮的馬鈴薯　(D)用姑婆芋葉子包起來清蒸的魚。

2. 魯夫把漂白水誤當作汽水咕嚕咕嚕地一口喝下，覺得身體不舒服，請問這個時候應該如何給魯夫進行急救？(A)催吐　(B)喝下大量的水稀釋　(C)喝醋來中和　(D)趕快送醫找醫師。

3. 在壽司店吃了生魚片回來後就開始上吐下瀉，請問這是何種類型的食物中毒？(A)細菌性中毒　(B)真菌性中毒　(C)化學性中毒　(D)過敏性中毒。

4. 關於藥物中毒的敘述，何者正確？(A)誤食樟腦油可催吐　(B)有機磷中毒瞳孔會放大　(C)誤食具腐蝕性物質不可催吐　(D)無論中毒種類為何，皆不能給予牛奶中和。

5. 關於一氧化碳中毒的敘述，何者為非？(A)如呼吸停止則立即施行 CPR　(B)給予 100%氧氣　(C)一氧化碳與血紅素親和力為氧氣的 200 倍　(D)施救者到達現場需立即進入救出傷患。

解答　1.(C)　2.(D)　3.(A)　4.(C)　5.(D)

MEMO

14 Chapter

野外傷害

在野外，總是容易發生一些讓人意想不到的情況，於資源缺乏的狀態下發生意外時，如何運用身邊既有的材料處理傷口是一門大學問。以下介紹野外易發生傷害的急救方法。

一、毒蛇咬傷急救

（一）常見的毒蛇種類

臺灣地處亞熱帶，地形多高山，森林茂密，氣候溫暖潮溼，是蛇類生長繁殖的良好環境。臺灣毒蛇較常見共計 6 種，在北部及南部，青竹絲及龜殼花咬傷占大多數；中臺灣則以眼鏡蛇為最多，鎖鍊蛇咬傷則零星分布在南部及東部地區。茲簡單介紹於表 14-1。

表 14-1 常見的毒蛇種類及咬傷的症狀

分類	舉例	症狀
出血性毒蛇	龜殼花、青竹絲、百步蛇（毒性最強）	肢體出現腫脹、水泡、血泡，百步蛇毒則有出血傾向
神經性毒蛇	雨傘節、眼鏡蛇	侵犯神經系統，出現神經麻痺，如眼瞼下垂、流口水、肢體無力，傷者會因呼吸衰竭而死。眼鏡蛇在咬傷處會造成壞死
混合性毒蛇	鎖鍊蛇	除了以上表現之外，還會造成腎衰竭

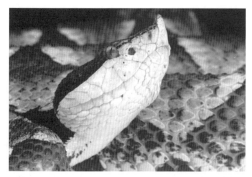

▶ 圖 14-1　百步蛇：三角形頭，頭頂暗綠、
頭側黃色，體表呈三角形斑紋

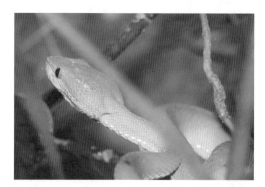

▶ 圖 14-2　青竹絲：三角形頭，背綠腹黃，
尾磚紅色

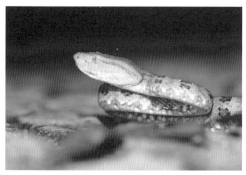

▶ 圖 14-3　龜殼花：三角形頭，頸細小，體
有黑邊的深色斑紋

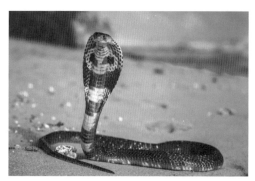

▶ 圖 14-4　眼鏡蛇：頭小頸大如飯匙，遇到
敵人時頸部擴展

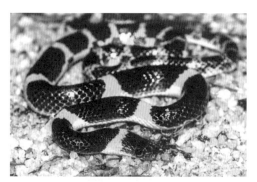

▶ 圖 14-5　雨傘節：黑白環紋相間，極為分
明

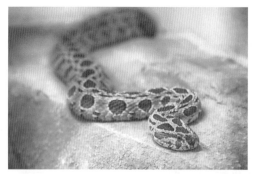

▶ 圖 14-6　鎖鍊蛇：圓斑紋相間，背部以灰
色為主，腹部有不規則黑色斑點

（二） 蛇咬傷處理方式

1. 要分清楚咬傷的蛇是否有毒，記住蛇的特徵：毒蛇的特徵包括頭部呈三角形，咬傷處留有兩排牙痕，其中一對深而粗。

2. 保持冷靜，不要慌張奔跑，以免加速毒素吸收；並將傷者帶離毒蛇攻擊範圍。

3. 移除傷者的束縛物，如脫掉戒指、手鐲、手錶等物品，以免之後肢體腫脹影響循環而須截肢。

4. 用有彈性繃帶或彈性的衣物包紮傷口（圖 14-7），在不妨礙血液循環原則下包紮，並以夾板或軟式護木固定患肢使其不亂動。

5. 將受傷的肢體保持低於心臟的位置。

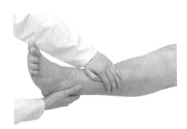 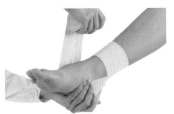 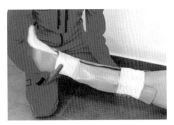

(a)去除衣物　　　　(b)包紮時勿太緊，造成肢端　　(c)以夾板或軟式護木固定
　　　　　　　　　　　　發紫

❷ 圖 14-7　受傷肢體包紮方式

　　被蛇咬傷初步處理後，應儘速送醫。蛇的辨別與確認極為重要，以利給予抗毒蛇血清來治療。目前有四種抗蛇毒血清製品，船舶可依據規定或實際需要，備妥抗蛇毒血清，以中和蛇毒減少毒性症狀：

1. **出血性抗蛇毒血清**：可對抗龜殼花及青竹絲咬傷。

2. **神經性抗蛇毒血清**：可對抗雨傘節及眼鏡蛇咬傷。

3. **抗百步蛇血清**：可對抗百步蛇咬傷。

4. **六價抗蛇毒血清**：可對抗鎖鏈蛇咬傷。

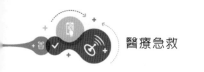
（三）處理蛇咬傷注意事項

1. 勿冰敷傷口，因可能使循環變差。

2. 勿使傷者喝酒或咖啡，或吃刺激性食物，避免加速毒液作用。。

3. 勿用嘴巴嘗試吸出毒液，因可能造成傷口感染。

4. 勿割開傷口，避免擴大感染。

5. 勿延誤就醫。

（四）預防及避免蛇咬傷

1. 請勿輕易嘗試去抓蛇或逗蛇玩。

2. 蛇類喜歡棲息的地方，如：草堆、石縫、枯木、竹林、陰溼處、溪邊等，經過時應特別注意。

3. 露營時應選擇空曠而乾燥的地區，避免紮營於雜物堆附近，晚上應升起營火或火炬置於營帳周圍，尤其是夏天的夜晚更需小心。

4. 行經野外山區時，宜穿著皮靴或厚長褲，勿赤腳或僅穿著拖鞋行動。

5. 夜間、清晨為毒蛇出沒活動較頻繁的時段，宜盡量避免進入或逗留野外山區。

6. 出入濃密草叢時，宜使用手杖、木棍上下左右撥動，藉「打草驚蛇」而減少被毒蛇咬傷的機會。

7. 在未經檢視前，切勿將手伸入中空林木或石洞中，並切記不可隨意翻動石塊。

8. 在炎熱季節，蛇類有躲進陰涼處所的習性，因此在鄉村、農家穿著雨鞋、衣物、涼帽前，應先行檢視，以防備可能有毒蛇棲息其中。

9. 在毒蛇常出沒的地區勿涉水或游泳，因為大部分的毒蛇都會游泳，所以水中可能潛有毒蛇。

二、蜂螫傷急救

在臺灣最頻繁的昆蟲螫咬傷為蜂螫傷，通常毒蜂並不會主動攻擊，除非是受到驚嚇或為了保衛窩巢才會螫人。因此在野外活動，除了必須隨時提高警覺外，對於毒蜂的認識、防範和急救，是必備的安全知識。

（一）常見的螫人蜂種類

通常在山林中螫人的毒蜂都是雌蜂，螫人的毒刺就是蜂的輸卵管。一般分為蜜蜂及虎頭蜂。

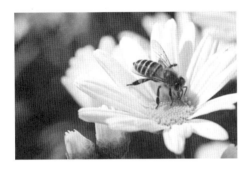

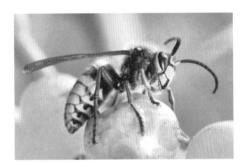

● 圖 14-8　蜜蜂：體型較小，背部有黃白色紋路

● 圖 14-9　虎頭蜂：體型比蜜蜂大，身上有黃色或褐色橫紋像虎斑，頭大似虎

（二）蜂螫傷的症狀

主要的重大傷害以虎頭蜂螫傷為主，大多數蜂螫傷只會產生局部反應，絕大多數蜂螫致死者都是因發生嚴重過敏造成休克而致命。蜂螫產生的症狀主要可以分為三大類：

1. **局部症狀**：局部紅、腫、熱、痛或有輕度搔癢。這些症狀可持續數小時或更久。

2. **毒性症狀**：一般要有多個蜂螫才比較會產生毒性症狀，主要有噁心、嘔吐、腹瀉等腸胃道症狀，與吞嚥困難、抽搐、神智不清等神經症狀。

3. **過敏症狀**：主要症狀包括乾咳、喉嚨或胸部有緊縮的感覺、眼皮浮腫、發癢、全身蕁麻疹、冒冷汗、呼吸困難、血壓下降。

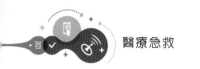
（三）蜂螫傷處理方式

1. 不可用手指拔除，最好是用夾子將蜂刺取出，或用針、小刀將蜂刺挑出。

2. 不可在傷處抓癢，以免再次刺傷自己或注入更多毒液。

3. 用冷敷可減少毒液吸收。

4. 蜂的毒素是酸性的，可用鹼性溶液（如肥皂水），中和解毒。

5. 盡快送醫處理。

（四）預防及避免蜂螫傷

1. 在野外最好減少食物氣味，吃剩的食物也要包好。

2. 身上不要噴香水，也不要使用香氣太重的物品。

3. 穿著光滑素色的長袖長褲，不要穿太鮮豔，避開蜂的注意。

5. 如果不幸真的被蜂群追逐，把外套套住頭頸部，減少皮膚露出，快速遠離蜂群。

6. 不要尖叫或拿東西揮舞蜜蜂，如此更會吸引蜂群的注意。

7. 切勿驚擾或攻擊蜂群。若發現蜂群時保持鎮定，繞道離去。

三、其他野外傷害急救

（一）隱翅蟲螫傷

夏天是隱翅蟲頻繁出沒的季節，大小如同螞蟻，腹部有黑色、黃色環紋。體內有一種劇烈且刺激性的毒素，拍死後接觸到隱翅蟲破裂後的毒液，容易引起嚴重的皮膚發炎反應。

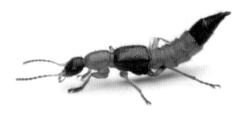

> ❷ 圖 14-10　隱翅蟲

1. 症狀

　　皮膚一旦接觸了隱翅蟲毒素之後，12~24 小時後會出現明顯劇癢、劇痛、紅腫、起水泡或膿泡，以及傷口潰爛情形。

2. 處理方式

(1) 立刻以大量清水，沖洗皮膚，以稀釋毒素的濃度。

(2) 小心不要刻意弄破水泡，不可搔抓，以免加重發炎。

(3) 沐浴時不須使用肥皂，以清水沖洗即可。

(4) 若有皮膚不舒服，盡速就醫。主要以類固醇藥膏來治療，病情嚴重者會給予消炎止痛藥或抗生素來降低皮膚發炎以及預防傷口感染，皮膚的傷口大約 1~2 個禮拜後會痊癒。

3. 預防

(1) 在野外活動時，請穿著長袖長褲。

(2) 如發現有昆蟲停留在身上，不要拍打或揮趕，而是以吹氣或抖落方式讓隱翅蟲離開，以免接觸到蟲體。

(3) 如果在野外露營，晚上時避免直接坐在燈光下，以免成為隱翅蟲的目標。

（二）蜈蚣咬傷

　　蜈蚣行動快速，生活在熱帶、亞熱帶區域。白天藏居於腐敗的落葉、朽木、石頭或瓦片下之陰溼處，晚上才爬出來獵食。蜈蚣有一對中空的螯，在受到驚嚇後，咬人一口隨即逃逸，咬人後毒液經此進入皮膚。

1. 症狀

　　咬到的傷口局部紅、腫、痛為主。全身症狀為頭痛、發燒、胸悶、噁心嘔吐、抽搐及昏迷等。嚴重時，可能會因為毒液產生過敏性休克。

2. 處理方式

(1) 發現被蜈蚣咬傷後，直接冰敷傷口消腫。

(2) 馬上用弱鹼性液體，如肥皂水洗滌傷口。

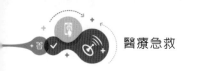

(3) 醫師會給予傷口消毒，及施打破傷風疫苗。再依傷者情況給予止痛或抗過敏藥。

3. 預防

(1) 最主要是維護住家附近的清潔，以免蜈蚣滋生。

(2) 如需靠近進草叢或朽木堆積的地方，最好穿長袖長褲；不要穿涼鞋、拖鞋等，以避免被咬傷。

(3) 避免屋內潮溼，如浴室、廁所，因蜈蚣喜歡躲在潮溼的地方。

（三）蠍子螫傷

蠍子多數在沙漠、草地、熱帶稀樹草原及森林出沒。如不主動招惹蠍子，蠍子則很少會螫刺人類。蠍尾部有毒刺，螫人時毒腺排出毒液可引起中毒。

1. 症狀

螫刺可含有較強的毒素，傷口會灼痛、腫脹，還可能引起眼球移動障礙、吞嚥困難、心律不整、呼吸困難或停頓，嚴重會引致死亡。

2. 處理方式

(1) 立即使用冰敷傷口消腫及減輕疼痛。

(2) 傷處若有毒刺殘留，應迅速拔出。

(3) 在螫傷處上端（近心端），用止血帶或有彈性的衣物紮緊，以阻斷血流，需每 15 分鐘放鬆 1~2 分鐘。

（四）紅火蟻螫傷

紅火蟻螫人時會弓起身體將腹部的毒針刺入人體，之後旋轉身體及反覆的連續針刺刺入皮膚，將毒囊中大量的毒液注入。

1. 症狀

被螫傷後會立即引發劇烈的灼熱感，並在螫傷處形成水泡或膿泡，大部分的人在 10 天左右便可以復原，但通常會留下疤痕，若膿泡破掉，則容易引起細菌感染。

有一些體質敏感的人，會產生過敏性的反應，如臉部、眼睛與喉嚨出現腫脹，以及蕁麻疹、胸痛、說話困難模糊，嚴重者甚至會呼吸停止、心臟病發造成死亡。

2. **處理方式**
(1) 使用清水或肥皂水清潔受傷部位。
(2) 被叮咬的傷口進行冰敷。
(3) 避免弄破水泡或膿泡，以免引起細菌感染或癒合不良而留下明顯的疤痕。
(4) 治療時可使用類固醇藥膏或止癢藥水止癢；搔癢嚴重時可使用抗組織胺藥物或類固醇藥物。

3. **預防**
(1) 紅火蟻會保護巢穴，如發現有蟻丘或成群螞蟻活動，不要隨便腳踢或撥弄，以避免驚動，導致螫傷事件或火蟻的擴散。
(2) 在紅火蟻出沒地區，必須穿長袖衣服、長褲、鞋襪、戴工作手套及戴帽。

（五）跳蚤叮傷

跳蚤體型非常小，常寄生於貓、狗、老鼠，可迅速抓住寄主毛髮吸血。跳蚤叮咬的傷口部位多半在腰部以下，因為跳蚤多攀附在衣褲上，常藉由衣褲移動到腰部位置。跳蚤會帶來鼠疫、地方性斑疹傷寒、蟎蟲病等疾病。

1. **症狀**
通常在小腿、腳踝、腳背，或是皮膚皺摺處如腋下子等，出現小小的、紅色的突起紅腫癢疹子、紅斑，外圍會有一圈白圈。傷口痛癢持續好幾天。

2. **處理方式**
(1) 可以冷敷或按壓方式止癢，切勿搔抓，以免引起細菌感染。
(2) 若出現水泡，建議不戳破。
(3) 治療時可使用口服抗組織胺，或塗抹止癢藥膏。

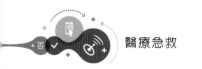

3. 預防

(1) 跳蚤會附於人們的衣褲進入室內，從外面進入室內時，要將褲子拍一拍。

(2) 要保持寵物、地毯、床鋪的乾淨，最好遠離雜草叢。

(3) 由於跳蚤的幼蟲及蛹多孳生於縫隙中，因此要加強清理與減少家中縫隙處，並定期除蚤防治。

（六）蜘蛛咬傷

1. 症狀

　　蜘蛛的咬傷尖銳且伴有疼痛，同時產生紅斑和腫脹。全身性的症狀並不多見，但若產生時，會出現發燒、冷顫、噁心嘔吐等症狀，持續時間長達 24 小時。

2. 處理方式

(1) 穩定生命徵象，注意是否出現休克情形。

(2) 可用冷敷減少腫脹，但不要直接冰敷。

(3) 用彈性繃帶固定傷肢，使之比心臟低。

(4) 症狀嚴重者須立即送醫。治療方式採給予抗組織胺或抗生素。若出現全身性過敏症狀，考慮用類固醇治療。

（七）異物進入眼、耳、鼻之急救

1. 異物入眼

(1) 不要用手揉眼睛，以免傷害眼球。

(2) 閉起眼睛，以淚水沖出異物，必要時，可以打一下呵欠，增加淚水分泌。

(3) 翻開眼瞼，用沾溼之手帕角，將異物沾出，或用清水沖，若是能用眼藥水來沖會更好。

(4) 如果是石灰、石膏、水泥等粉末撒入眼睛，千萬不可馬上用水大量沖洗，因石灰等物質會與水產生化學反應，要先拍掉臉上粉末才可沖水。

(5) 若異物埋入眼球，應覆蓋雙眼包紮，盡速送醫。

2. **異物入耳**

(1) 水入耳：讓進水的耳朵朝下並跳一跳，或用棉花棒沾乾。

(2) 昆蟲入耳：

　　A.到黑暗處用手電筒等光線照射，引出昆蟲。

　　B.滴入沙拉油或橄欖油入外耳道，將昆蟲窒息，待昆蟲死亡後再用棉花棒慢慢擦拭出來。

(3) 其他珠子或硬物入耳，不要自行取出，應送醫處理。

3. **異物入鼻**

(1) 若異物在鼻孔寬闊處，可抓住取出。

(2) 若是像豆類堅硬的物品，可先滴食用油到鼻內，再用手壓住沒有異物的鼻孔，用力擤出。

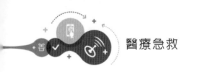
 學習評量

CHAPTER REVIEW

1. 有關毒蛇咬傷的措施，下列何者正確？(1)咬傷後速用冰敷，減輕紅腫　(2)去除影響血循的物品，如戒指　(3)保持咬傷肢體低於心臟　(4)以酒精消毒咬傷傷口：(A)(1)(2)　(B)(1)(4)　(C)(2)(3)　(D)(3)(4)。

2. 被下列何種毒蛇咬傷後，毒素會侵犯神經系統？(A)青竹絲　(B)龜殼花　(C)雨傘節　(D)百步蛇。

3. 有關異物入侵眼睛及耳朵的處理方式，下列何者錯誤？(A)飛沙吹入眼內，可輕閉雙眼讓淚水將異物沖出　(B)昆蟲入耳可用手電筒照射，誘使昆蟲循光線爬出　(C)如果是石灰撒入眼睛，千萬不可馬上用水大量沖洗　(D)珠子、硬物侵入耳內時，可先嘗試自行挖出。

4. 被昆蟲螫咬的處理方式，下列敘述何者不正確？(A)若螫咬後出現水泡，須立即用手擠破　(B)用肥皂及清水清洗傷口　(C)出現過敏反應時應就醫　(D)必要時可依醫囑使用止癢或止痛劑。

5. 於野外活動時，不慎被蜜蜂螫傷，傷口應可以塗何種液體？(A)醋酸水　(B)肥皂水　(C)檸檬水　(D)來舒水。

解答　1.(C)　2.(C)　3.(D)　4.(A)　5.(B)

15 Chapter 水上意外

溺水是由於大量的水灌入肺內，或冷水刺激引起喉痙攣，造成窒息或缺氧，發生溺水的原因包括：

1. 嗆水而引起的慌亂，影響泳姿，造成溺水。

2. 不諳游泳而誤入深水區，造成嗆水後溺水。

3. 游泳過量，體力不支，或突然在水中引起生理變化，如抽筋等，造成嗆水後溺水。

如遇他人溺水，救溺應牢記以下三個原則：

1. **岸上救生優於下水救生。**

2. **器材救生優於徒手救生。**

3. **團隊救生優於個人救生。**

以下詳細介紹於水中自救及岸上救生的各種方法。

一、水中自救方法

水中自救之基本原則為「保持體力，以最少體力、在水中維持最長時間」，利用身上或身旁任何可增加浮力的物體，使身體浮在水上，以待救援，如下說明：

1. 首先要鎮定，利用漂浮物或衣物做浮具；若無浮具時，利用水母漂、仰漂支持身體在水中漂浮。

2. 舉一手伸直揮動求救，並仰浮於水上保留體力；若無人救援，則繼續浮游於水上，待體力恢復才游回岸邊。

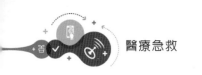

3. 不善游泳者，如落在水中，不要緊張，身體可自然漂浮，吸氣悶在胸中，雙手划向岸邊。

　水中自救方法有以下幾種方式：

（一）踩水

　踩水又稱「立泳」，即「站立著游泳」，是最基本實用的自救方法。透過雙腳踩踏水，搭配手撥水，將口鼻露出水面，能夠呼吸及大聲呼救即可。根據腳部動作，踩水可分為四種方式：

1. **蛙式踩水**：最常使用的踩水方式，腳在水下踢蛙腳。

2. **剪式踩水**：腳在水下像剪刀一樣來回擺動。

3. **腳踏車式踩水**：腳像踩腳踏車的踏板，向下踩踏。

4. **攪蛋式踩水**：是最省力且最穩定的踩水方法，雙腳像是打蛋器，輪流向內畫圓刮水。

　以上四種採水方式，可掃描 QR code ，觀賞影片。

（二）水母漂

　方法為深吸一口氣，臉向下埋入水中，使背部露出水面，讓身體放鬆。水母漂姿勢有兩種：一為雙手下垂，另一為雙手抱膝，漂浮一段時間後，再抬頭吸氣，如此重覆動作，讓身體在水面上自然漂流，以待救援。

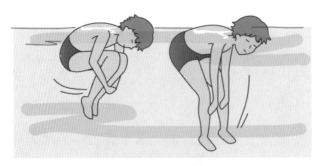

◆ 圖 15-1　水母漂

（三）仰漂

深吸一口氣，頭往後仰，掌心向上，雙手向兩邊成大字形，全身放鬆，使身體漂浮於水面；若還浮不起來，則雙手再慢慢向頭部交握，加重背部重力較易浮起。

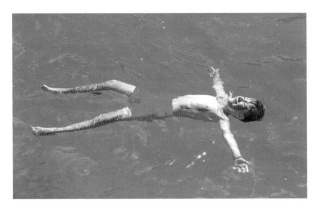

◆ 圖 15-2　仰漂

（四）水中浮具製作

運用隨手可得的漂浮物，或是脫下身上的衣物，再將衣角打結，鈕扣扣好，從頭後向前拋，讓衣物充滿空氣形成浮具如救生圈，氣不夠時可拍打水面產生氣泡補足，可用於救生。

（五）水中抽筋自救

游泳時抽筋是造成溺水的最主要因素，最容易發生抽筋的部位，以小腿（後側腓腸肌）、腳趾頭、腳板（足弓）發生機率最高，再來是大腿（前側、後側）。若發現抽筋不要慌張，馬上停止游動，仰浮於水面，採取以下方式即可自行排除抽筋，待不抽筋後，再游回岸邊或等待救援。

1. **手掌抽筋**：兩掌相合手指交叉，反轉掌心向外，用力伸張，直至復原為止。

2. **大腿後側抽筋**：先呈水母飄姿勢，以手輔助將膝關節伸直，另一手在抽筋部位用力搓揉。

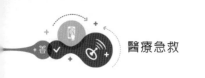
3. **大腿前側抽筋**：屈膝抓住足背處，向後拉近臀部，另一手加以搓揉按摩。

4. **小腿抽筋**：一手握住腳趾，將腓腸肌盡量伸展，另一手用力搓捏到復原為止。

5. **腳趾腳背抽筋**：用抽筋的腳趾頂另一隻正常腳腳跟，或直接用手按摩抽筋的腳。

以上水中抽筋自解方法，可掃描 QR code ，觀賞影片。

二、岸上救生方法

遇到有人溺水時，會游泳與不會游泳的人，皆能在岸上採手援、腳援或是物援即可救起溺者，岸上救生是最安全、快速最具效果的救生法，切勿仗恃泳技過人，冒然下水救人，除非不得已，切不可採徒手入水救援。

常見之岸上救生方法說明於下：

（一）岸上手部援救法

當溺水的人離岸不遠，救援者可伸手救援，但此一動作也往往讓救援者失去警戒心而被溺者拖入水中，發生危險，因落水者衣物吃水，其往下的拉力將比岸上救援者為大，故救援之人應先穩住身體，一手捉住岸上的固定物；若無固定物時，身體可趴於岸邊，利用身體大面積的磨擦力固定自己；另外一手抓溺水者之衣領、頭髮、手腕處，亦可抓住褲腰帶或是足部，將溺者拉上岸。

（二）岸上腳部援救法

倘若溺者距離岸邊稍遠，救援者伸手仍未能抓住溺者時，則可改用腳來施救。救援者應以雙手抓牢岸邊固定物，將腳伸出，待溺者抓住後將其拖回救上岸。若岸上無固定物體可抓時，需第二人協助救援者，第二人也可躺臥岸邊抓住救援者身體一部分以穩定救援者，救援者再將腳伸出救援溺者。

（三）岸上物品援救法

　　救援溺水之人時，若手或腳皆無法觸及溺者時，可運用任何可以延伸或拋擲的物品，給予救援。

1. 延展物救助法

　　依現場地形地物，首先確認自己站立地點、姿勢是否穩固，利用可使用之延伸物救援，如竹竿、樹枝、木棍以及特製的救生竿或救生鉤等硬質延伸物，或隨身物如衣服、毛巾、領帶或是消防水管等軟質延伸物，將延伸物遞給溺者。在使用軟性物品救助時，首先得將軟性物品在水中浸溼，如此才能很有力的甩給溺者，將溺者拖回岸邊。

2. 拋物救助法

　　溺者距離岸邊較遠時，可採用拋物救助法，救助方法包括：

(1) **直接拋擲法**：任何漂浮物如救生圈、球套、油桶、內胎，直接拋給溺者，先讓溺者自救，再設法救助他。

(2) **繩索拋擲法**：繩子末端綁上木塊或救生圈，以便投擲及對準目標。拋繩之位置盡量超越溺者頭頂或上游，以便溺者抓住，緩慢將溺者拉回岸上。

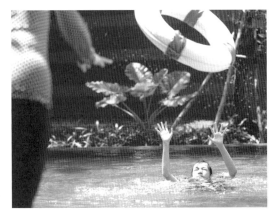

❯ 圖 15-3　救生圈

3. 救生拋繩袋

　　救生拋繩袋材質為浮水繩，不會沉至水底，容易讓溺者發現拋繩的位置。使用方法如同救生圈（圖15-4），其優點是體積小、易攜。使用時，將浮水繩裝入布袋內，握住繩子的一端（不得纏繞手腕或固定在身上），直接拋向溺者（越過其頭部），拖其回岸。

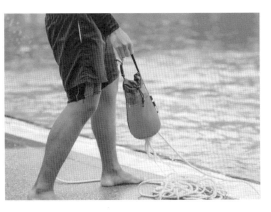

❯ 圖 15-4　救生拋繩袋

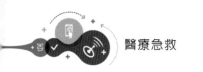

4. **隨手可得的漂浮物**

    若無上述各救生物品可利用時，可直接將漂浮物，如保麗龍、各類球、冰桶、球類、內胎、塑膠袋（充氣、加水）等，拋向溺者，使溺者抓住後，能浮在水面自救，等待救援。

三、溺水後緊急處理

溺水若搶救不及時，4~6 分鐘內即可死亡。必須分秒必爭地進行現場急救。救上溺水者後，除向緊急救護單位求救外，應立即清除口鼻內汙泥、雜物、假牙，並盡速檢查其呼吸、心跳，勿一上岸就擠水而延誤救命時機。

進行急救時，可將溺者放在斜坡地上，使其頭向低處俯臥，壓其背部，將水排出；如無斜坡，救護者一腿跪地，另一腿屈膝，將患者腹部橫置於屈膝的大腿上，頭部下垂，按壓其背部，將口、鼻、肺部及胃內積水倒出，暢通呼吸道。

對呼吸已停止的溺水者，應立即進行人工呼吸。如呼吸心跳均已停止，應立即進行人工呼吸和胸外心臟按摩。

四、防溺注意事項

1. 入水前應先做伸展暖身操，以避免下水後肌肉抽筋。

2. 發生落水事件時，最重要的就是不慌張，使身體自然上浮，並察看周圍是否有可助浮的漂流物加以利用。不可胡亂踢水，以免加速下沉，耗費體力。

3. 於水中漂浮時，身體應採取仰姿保持腳在前、頭在後，以免頭被撞傷；看到前方水面有高浪，即表示水底有巨石，應設法避開，以免撞傷，如遇轉彎處，應游向內彎緩流處，即可順勢上岸。

4. 在求救時，勿在空中猛搖手，應將雙手水平舉起、往下拍擊水面，讓身體得以浮起，不至於下沉太快，也可以因拍擊產生水花，方便搜救援者發現。

學習評量 | CHAPTER REVIEW

1. 救生人員執行救援工作時，最優先的考量為：(A)保護自己　(B)支援同伴 (C)拯救溺者　(D)以上皆非。

2. 容易造成抽筋之原因，下列何者為錯？(A)水溫過低　(B)身體不適或疲勞 (C)下水前未作熱身操　(D)在禁止水域游泳。

3. 水面拖帶溺者時應保持溺者何部位露出水面？(A)手部　(B)口鼻　(C)胸部 (D)腳部。

4. 當發生溺水事件時最安全的救援方式是：(A)入水救援　(B)涉水救援　(C)岸 上救援　(D)以上皆非。

5. 水中發生意外事件的原因，是因為溺者本身出現下列何種情形？(A)驚恐慌 張　(B)體力耗竭　(C)抽筋　(D)以上皆是。

解答　1.(A)　2.(D)　3.(B)　4.(C)　5.(D)

 基礎急救

参考文獻 CHAPTER REVIEW

周欣慧、吳俊毅(2020)‧*溺水的急救與處理*。

ttps://www.sem.org.tw/EJournal/Detail/191

財團法人陽光社會福利基金會（無日期）‧*認識燒傷*。

https://www.sunshine.org.tw/service/index/scald/burn-intro

張靜安、陳淑芬、林碧珠(2006)‧*健康與護理 I*‧新文京。

曹麗英、余怡珍、王玉女、徐秀琴、蔡麗紅、鄭幸宜、孫淑惠、張玉珠、王玉
真、張怡雅、林秀純、陳廼莊、陳亭儒、高月梅、簡乃卉、劉碧霞
(2020)‧*新編基本護理學—學理與技術（上、下）(3 版)*‧新文京。

陳敏麗、倪麗芬、張玉珠、吳秋燕、陳麗華、柳秋芳、劉棻、鄭惠珍、阮淑
萍、曾明晰、黃翠媛、羅淑玲、何昭中、姜如珊、李惠玲、戴秀珍、蔡素
珍、王俞蓉、唐心如(2021)‧*內外科護理技術（6 版）*‧新文京。

嘉義基督教醫院（無日期）‧*認識燒傷*。

http://www.cych.org.tw/cychweb/cych3/ad/files/2018123M009 認識電擊傷-燒
傷-2016-07-21.pdf

臺北榮總員山分院(2020)‧*野外傷害緊急處理*。

https://www.ysvh.gov.tw/ysvh/code_upload/HealthCate/file1_360_0154747.pdf

衛生福利部公共場所 AED 急救資訊網(2021)‧*2021 民眾版心肺復甦術參考指引
摘要表*。https://tw-aed.mohw.gov.tw/ShowNews.jsp?NewsID=34

鄭金睿(2010)‧*溺水--役水而不役於水*。

https://www.kmuh.org.tw/www/kmcj/data/9912/19.htm

附錄 1 航海人員訓練、發證及航行當值標準國際公約(STCW)醫療急救適任標準規範

一、應符合之適任能力

航海人員遇到意外事故或其他應急醫療時採取立即行動，包括：

1. 評估傷患所需及自身安全之威脅。

2. 鑑識人體構造及功能。

3. 瞭解在緊急事故中須採取之立即措施，包括下列能力：
   (1) 安置傷患。
   (2) 使用心肺復甦術。
   (3) 止血。
   (4) 基本處理休克所使用之適當措施。
   (5) 包括電擊意外事故之各種燒傷及燙傷所使用之合乎規定措施。
   (6) 救助及運送傷患。
   (7) 臨時包紮及使用急救箱內之物品。

二、適任性之證明方法

從認可之講授或參與認可之課程所獲得之證據予以評估。

三、適任之評估標準

航海人員遇到意外事故或其他應急醫療時採取立即行動，包括：

1. 施放警報之方式及最佳時機適於意外事故或應急醫療之環境。

2. 迅速且完整對受傷之可能原因、性質及範圍予以確認，急救行動之優先順序與對生命之任何潛在危險相稱。

3. 隨時將對自身及傷患造成進一步傷害之風險減至最低程度。

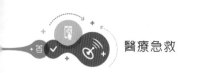

附錄 2 航海人員訓練發證及當值標準國際公約 (STCW)及其修正案之「基礎急救」課程標準

課　程	內　容	建議授課時數
急救概述 人體結構與功用	**1. 一般原理** **2. 身體的結構與功能** · 急救定義、急救目的、急救原則、人體結構與功用 1	1 小時
意識昏迷 意外事件及 處理方法	**1. 安置傷患** **2. 傷患失去知覺之處理** · 意外事件的位置、意識昏迷、意外事件及處理方法	2 小時
復甦術 創傷 流血處理	**復甦術** · 心肺甦醒術之操作、心前重擊術、口對口人工呼吸、呼吸道阻塞、創傷種類與原因、一般急救方法、創傷之預防、止血方法	1 小時
流血及灼傷處理	**止血** · 止血方法、燒燙傷、化學品灼傷之處理方法	1 小時
休克症狀及處理方法	**休克處理** · 休克症狀及處理方法	2 小時
燒燙傷與電擊意外事件及處理方法	**各種燒傷、燙傷與電擊事故** · 燒燙傷與電擊意外事件及處理方法、燒燙傷、化學品灼傷之處理方法、過冷、過熱之處理方法	1 小時
海上交通事故之援助—一般急症	**救助及運送傷患** · 海上交通事故之援助—一般急救方法	1 小時
海上交通事故之援助	海上交通事故之處理方法與搬運實作	1 小時
復甦術實作	**復甦術** · 心肺甦醒術之操作、心前重擊術口對口人工呼吸、呼吸道阻塞的處理實作	1 小時

MEMO

國家圖書館出版品預行編目資料

醫療急救／商茗苑編著. -- 初版. -- 新北市：
新文京開發出版股份有限公司, 2022.04
　面；　公分
ISBN　978-986-430-823-1（平裝）

1.CST: 急救　2.CST: 緊急醫療救護

415.22　　　　　　　　　　　　　111004884

醫療急救　　　　　　　　　　　　　　（書號：HT53）

編 著 者	商茗苑
出 版 者	新文京開發出版股份有限公司
地　　址	新北市中和區中山路二段 362 號 9 樓
電　　話	(02) 2244-8188（代表號）
F A X	(02) 2244-8189
郵　　撥	1958730-2
初　　版	西元 2022 年 05 月 01 日

ISBN　978-986-430-823-1

New Wun Ching Developmental Publishing Co., Ltd.

New Age · New Choice · The Best Selected Educational Publications — NEW WCDP

新文京開發出版股份有限公司

NEW WCDP

新世紀‧新視野‧新文京 — 精選教科書‧考試用書‧專業參考書